食べる投資　ハーバードが教える世界最高の食事術

満尾　正
米国先端医療学会理事
医学博士

ACHIEVEMENT PUBLISHING

はじめに

栄養でパフォーマンスを上げる

仕事をはじめとした自分自身の人生における全てのことに、常にハイパフォーマンスで臨みたい。

本書は、そんな思いを抱くビジネスパーソンに向けて記したものです。

疲れにくく、風邪などの体調不良を寄せ付けず、太ることもなく、若々しさを保持する。頭も常にさえ渡り、クリアな思考で物事をスムーズに、意欲的に進められる人生を手に入れたい――。

そのような思いを抱く方こそ、ぜひ本書を手に取っていただきたいのです。

人生１００年時代という言葉が頻繁に使われるようになりましたが、誰もが１００年という長い人生を歩む時代は、有史以来初めてといわれています。

まさに、時代の転換期です。

私たちは、長い寿命を得られた分、より多くの時間や経験値を得られるようになりましたが、一方で、大きな不安も抱えることにもなりました。それは、お金だったり、孤独だったり、人によってさまざまであると思いますが、共通しているのは「健康」への不安ではないでしょうか。

特に「老い」に伴って現れる体調の変化に関しては、誰もが逃れることはできません。

人生において、お金の心配をする人が多くいらっしゃいますが、人生１００年時代において**一体何が起こるのか、誰も知らない未来に対して立ち向かうために、本当に必要なものは健康である**と私は考えています。

なぜなら、どんなにたくさんお金を持っていても、社会的な地位が高くても、高級品で身の回りを固めても、ひとたび病気になってしまったら、決して幸せとはいえなくなるからです。

病気までいかなくても、常にだるかったり、疲れていたり、どこかが痛かったり、鬱々とした精神状態にあったりしたら、やはり幸福感は得られないでしょう。たとえ大きな志を持っていても、健康を損ねてしまったらかなえることは不可能です。

仕事だけではありません。思い切り趣味を楽しみたいと願っても、体のどこかに不調があるだけで、楽しい時間も色あせてしまいます。

本書を手に取ってくださった皆さんは、きっと人生をより価値あるものにするための努力を惜しまない人たちでしょう。

その努力を実らせるためには、健康に対する「投資」が必要であることを、まずは知ってほしいと思います。

その投資とは、「正しい栄養学」に着眼点を置いた「医学的な食事術」です。

私が栄養学をハーバードで学んだ理由

私はアメリカで最先端のアンチエイジング(抗加齢)医学を学び、2002年に日本で初めての「アンチエイジング専門クリニック」を東京・赤坂で開業しました。

アンチエイジングと聞くと、女性が美容のために通うサロンのようなイメージを持つかもしれません。しかし、真のアンチエイジング(抗加齢医療)とは、身体内部の老化現象の進行を遅らせることに主眼を置いています。

病気になりにくい、元気な健康状態を維持することは、結果として健康長寿につながります。この意味で、抗加齢医療とは、積極的な予防医療ともいえるものです。

具体的には、血液検査によって栄養の過不足を調べたり、アレルギーの有無や、有害金属の影響を受けていないかについて確認するほか、筋肉量、骨密度、動脈硬化度(血管年齢)、皮膚の糖化現象などの身体情報を調べ、老化の程度を客観的に知ることから、治療や予防は始まります。

抗加齢医療の専門医として開業する以前の私は、杏林大学病院の救命救急センターという、最重症の患者が運ばれてくる施設で、救急医として働いていました。

脳梗塞や脳溢血、心筋梗塞、重症呼吸不全など、様々な重症患者の治療に携わりましたが、発症前の健康な状態に戻ることができたのは、ごく一部の方だけでした。多くの方が後遺症を抱えて余生を生きることになってしまう姿を見るにつけ、病気にならないための予防医療の重要性について考えるようになりました。

その当時、米国では「予防医療に１００の投資を行えば３００の医療費を節約できる」という医療経済学が提唱されており、すでに予防医療の重要性が議論の対象になっていました。

ちょうどそのタイミングで、米国のハーバード大学の外科代謝栄養研究室へ留学できる機会が与えられました。

研究室トップのウィルモア教授は、アミノ酸の一種であるグルタミンの研究で世界的に知られた方で、成長ホルモンとグルタミンを合わせて使うことで小腸粘膜の増殖ができるという、当時では最先端の研究をされていた医師でした。

私は救急専門医として栄養管理を行っていましたので、米国の専門機関で栄養管理について学べる機会を得たことは、実にありがたいことでした。

１９９０年代当時、ウィルモア教授はすでに栄養センターという医療施設も開設されていました。

今でも覚えていることは、「栄養学は医学の全ての分野に共通する基盤である」というウィルモア教授のお言葉です。

日本の医学部教育のカリキュラムには「栄養学」の文字はありません。このため、日本のほとんどの医学生は栄養学について学ぶことなく、医師となって患者を診察することになります。

患者を全体としてとらえるときに栄養学の知識は必須ですが、日本の医療教育には欠落していることが残念でたまりません。

米国は、医療費が桁違いに高額です。このため、多くの米国民は病気にならないように自己防衛すべく、健康雑誌や書籍から情報を得て、予防医療を自ら実践しています。日本であれば医療関係者でも読まないような、難解な予防医療の書籍が一般向けに販売されています。

スーパーに行けば、健康意識の高さはさらに良くわかります。鮮度の高い有機野菜、ナッツ類の量り売り、ビタミン、ミネラルサプリメントに並んで、各種アミノ酸まで販売されていたことが印象的でした。

食こそが栄養の基盤であり、栄養知識を身につけて実践することが「健康」という「資産」を作り上げる「投資」になる、ということが、常識として根付いているのだと思います。

日本のビジネスパーソンは食べ過ぎ

日本には、かねて自己犠牲の精神を美徳とする風潮が強くあります。その影響か「働き方改革」や「ワークライフバランス」といった多様な価値観が新たに出現してもなお、現実的には長時間労働をせざるを得ない状況がまだまだ続いているようです。

さらに、責任ある立場の**ビジネスパーソンは、オフィスの外を出ても、社交というビジネスの場へ出向くことが多くなります。そして、毎夜のように会食の予定が入っている――という方も少なくありません。**会食の目的は、同じテーブルを囲んでおいしいものを食しながら、リラックスした雰囲気の中でビジネス上の関係性を深めることにあります。

そこに並ぶ料理は、よりよい空間を作り上げるための「パーティフード」になるわけです。

私のクリニックへいらっしゃるビジネスパーソンの方たちの栄養状態を調べると、高尿酸血症や高脂血症、糖尿病など、普段の食生活の様子がくっきりと浮かび上がります。

皆さんご存じの通り、特別においしいものというのは、往々にして高カロリー、高塩分、高糖質、高脂質です。栄養バランスや健康づくりといった観点とは、また違った価値がそこにあるというのはわかりますが、そのような食事が週に5回、6回と続くとどうしても栄養が偏り、カロリーを過剰摂取する、といった状態に陥りやすくなります。

厚生労働省が行っている「国民健康・栄養調査」(2017年)によると、30代男性の肥満者の割合は32%、40代は35%、50代は32%でした。対して、女性は30代で14%、40代で17%、50代で22%です。女性肥満者がだいたい4人に1人であるのに対し、男性肥満者は3人に1人と、かなり多いことが分かります。

さらに、会食の席には当然ながらアルコールもつきものです。お互いのグラスに注ぎ合いながら親交を深める場ですから、摂取量をコントロールすることは難しくなるでしょう。適量に留めることはなかなかできません。

会食はたいてい2〜3時間続きますから、その間中、お酒を飲んだり食べたりし続けることになります。アルコールに酔った状態で食べたり飲んだりすれば、適量も分からなくなります。結果、会食後には食べ過ぎ、飲み過ぎで胃がもたれたり気持ち悪くなったりすることが多くなります。

思い出してみてください。お酒を飲んで、たらふく食べたときの体の感覚を。

●体が重くて苦しい
●動くのがおっくうで何もしたくない
●とにかく今すぐ寝てしまいたい
●そのくせ眠りが浅くてすぐ目覚める
●翌日になっても胃腸の調子が悪くて重苦しい

他にもいろいろあるとは思いますが、一つだけ**確実に言えることは、そのような体**

の状態でいる以上、皆さんが追い求めるハイパフォーマンスな人生を実現することは、到底不可能だということです。

仕事の質は「食」で決まる

当院に来院されるクライアントには、経営者の方も多くいらっしゃいます。

経営者の方は、自分自身の健康状態が会社経営にも影響を与えることをよく理解されています。また、会社経営を行うときと同じように、「客観的なデータ」に基づき、自身の健康管理を行うことが、理にかなっていることも認識されています。

「病気にならない方が安く済むんだよ」

そう笑っていた経営者の方を覚えています。

ビジネスは先手必勝。病気になる心配をする前に、そうならないように避けるための手段をとることが、賢明な生き方です。

江戸時代の観相学の大家、水野南北は『食は運命を左右する』という著書を残しました。その中で「美食飽食に溺れると人相の良い人でも運気が下がり、粗食節食に徹すると人相の悪い人でも運気が上がる」ということを述べています。
人間の運命が食の内容によって左右される、ということを見抜いていた観察力には秀でたものがあると思います。

20年ほど前でしょうか——「肥満していると自己管理ができていない」と評価され、ビジネスの世界では通用しないと言われることがありました。
いつの時代も、仕事ができる人、できない人は、その食生活習慣によって決まってしまうのかもしれません。

不健康食が人生のコストパフォーマンスを下げる

冒頭にも書きましたが、皆さんが求めているのはよくある一般的な健康の維持ではないはずです。

やる気に満ちた毎日を送り、ビジネスにおける生産性を向上させて人生のコストパフォーマンスを最大化する健康状態を手に入れたいと思うのならば、今すぐ思考を切り替えて、染み付いたあしき食習慣を上書きする必要があります。

「毎日、必死になって働いているんだから食事くらい何も気にせず楽しみたい」
「今、この瞬間に食べたいものを好きなだけ食べたっていいじゃないか」
「おいしく飲んで、食べることでたまったストレスを発散したいんだ」

そのように感じる方が、一定数いることは分かっています。

そもそも私は、食事に楽しみを見い出すことが悪いとは言っていません。それを毎日の習慣としてしまうのは違うのではないか、とお伝えしたいのです。

好きなものを好きなだけ、というのは一見自由で魅力的に思えるかもしれませんが、体内にとり込む栄養に偏りが生じることは明らかです。偏った栄養が体によい結果をもたらすのであればこの上なくハッピーですが、残念ながら、そのようなことはまず起こりません。

偏り続けた先に何が待っているのかというと、いわゆる生活習慣病と呼ばれる命の危険につながる不健康状態です。

それが高じれば、救急医療の現場へ担ぎ込まれてしまう未来が待っています。

不健康な状態でもやる気に満ちた毎日を送ることができる。そう思っている人は少ないでしょう。当然ながら、生産性の向上だなんて、夢のまた夢の話。人生のコストパフォーマンスが最悪の状態になって初めて気が付くのでは、遅すぎます。

正しい食栄養で健康資産を積み上げる

では実際に、栄養の最適化の第一歩を踏み出そうとするとき――今度は情報の取捨選択に迷うことでしょう。

何が正しくて、何が正しくないのか。
これからの自分に必要なことは、何なのか。
反対に、しない方がいいことは何なのか。

栄養医学がまだまだ発展途上の段階にある日本において、そのような疑問に対し、的確に答えを出せる人物や機関はそう多くありません。

そこで、本書では**私が学び得た栄養学の知識と、最先端の科学的な裏付け、特に「老い」にあらがうアンチエイジング医療の正しい知見に基づいて、パフォーマンスと生産性を高める食事術**をこれからたっぷりと紹介していきます。

もしかすると、これまで好んで続けてきた食習慣を変えることになるかもしれません。残念な気持ちや踏ん切りがつかない思いが出てくることもあるでしょう。そのような場合には、この本を最初に手にとったときの気持ちを思い出してみてください。

全ては健康資産を積み上げて、人生におけるあらゆることにハイパフォーマンスで臨める身体状態という最高のリターンを受けとるためです。

そして、自分は必ず達成できるのだという信念を忘れることなく、最後まで読み進めていただければと思います。

食べる投資　目次

はじめに

第1章 最大リターンを得る投資は「食事」である

第2章

実践　投資になる食事

第3章 パフォーマンスを最大化する食事術

第4章　食べない投資

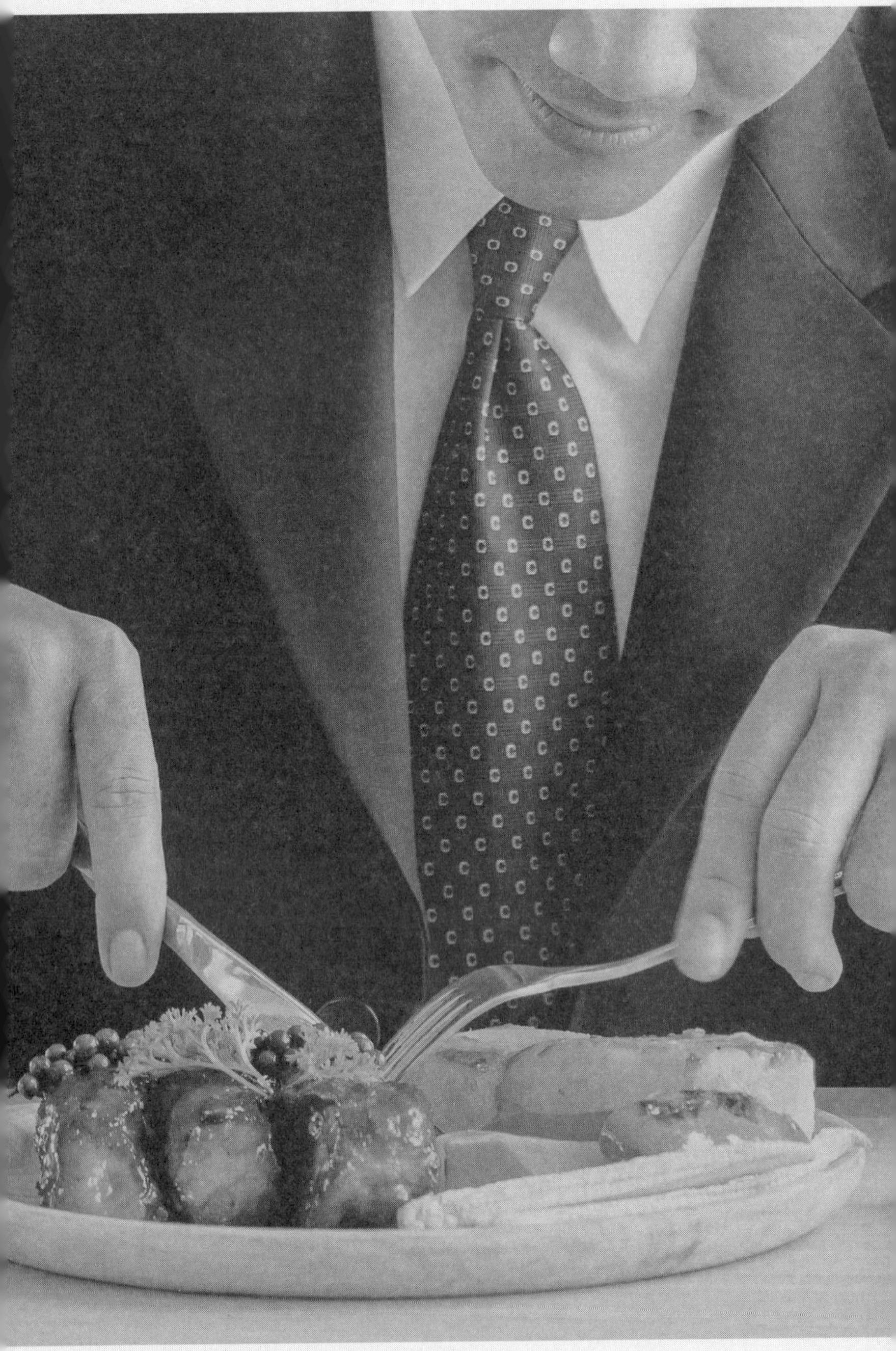

第 **1** 章

最大リターンを得る投資は「食事」である

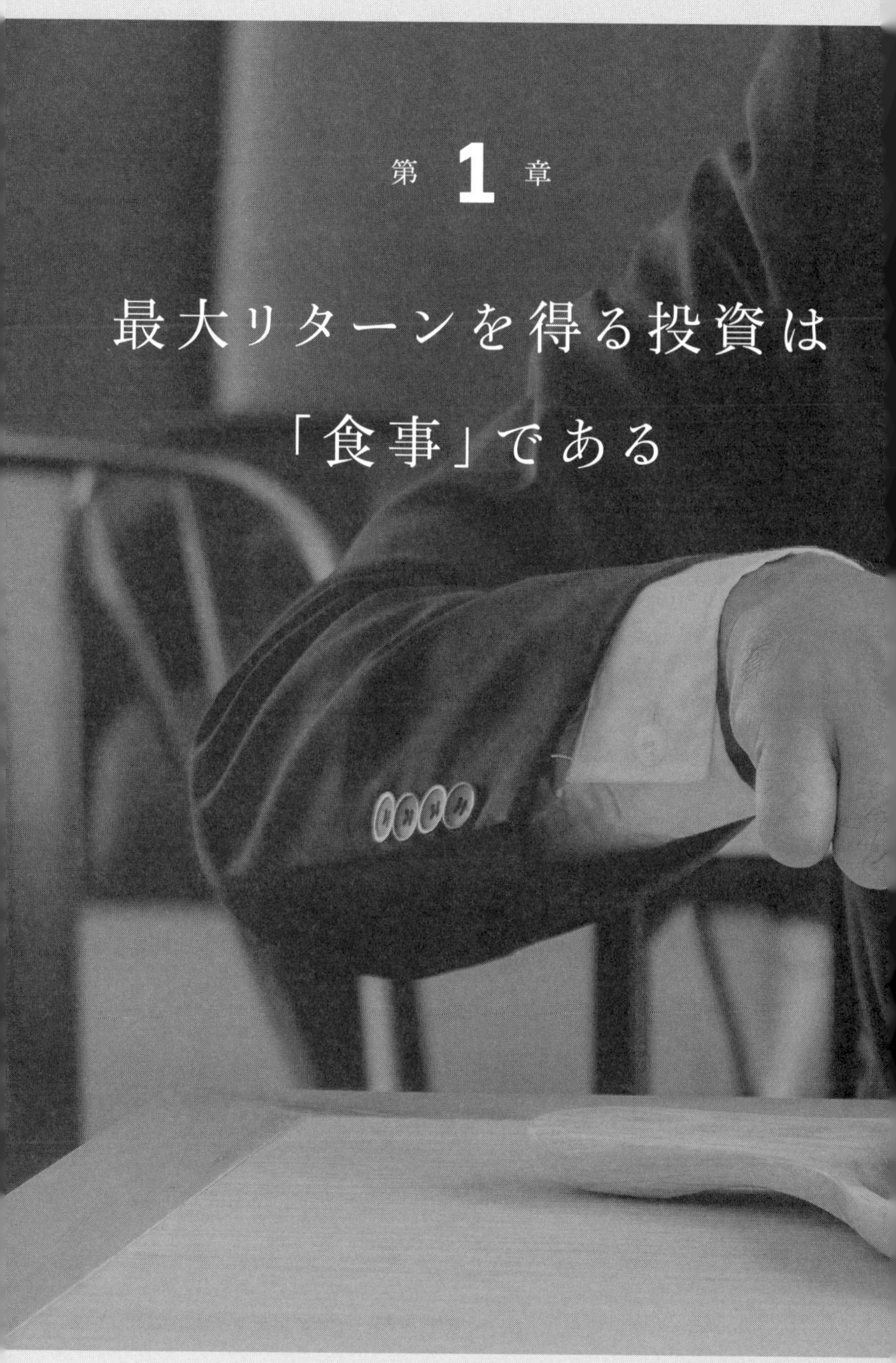

現代人には「栄養」という投資が足りない

なんだかいつも疲れている。

現代ビジネスパーソンに対する印象を一言で表すと、このような感じでしょうか。聞けば「それなりに睡眠をとっているはずなのに、頭にいつもモヤがかかっているよう」とか「タスクは山積みなのに、何をしてもどうにもやる気が出ない」とぼやきながら、それぞれが「疲れ」に対して思い付く限りのことをして応戦していることは、伝わってきます。

つまりは、どうにかしたいと思うけれども、何をどうすればいいのかが分からないという状態で、もがいているということなのでしょう。

一方で「エグゼクティブ層」と呼ばれる経営者や管理職に就いている方の中には、エネルギーにあふれ、次々とタスクを適切に処理し、豊かな発想力を持って業務を推進していく方が少なくありません。

抱える仕事量もそれにまつわる責任も、自分よりはるかに重いはずなのに……と不思議に思っている方も多いのではないでしょうか。

常に疲れと戦うことで精いっぱいの自分と、常に気力に満ちて人生を謳歌しているあの人と、一体何が違うのか。答えは明確。食事に対する姿勢がまったく違います。

- すぐに体調を崩して仕事に穴をあけてしまう
- 気力が湧かず、やる気が出ない
- 朝起きるのがやっとで会社に来てもグッタリしている
- 集中力、注意力がなく、ミスを連発してしまう

これらに該当する方は、一度、自身の栄養状態を正確に把握する必要があります。

と言うと「忙しくても食事だけは欠かさずとっているのですが……」といった質問をいただくことが多いのですが、**そもそも食事をとっていればいい、腹を満たしてお**

ければいい、という考え方が間違っているのです。

現代社会の利便性に乗じて、コンビニやスーパーで手軽に手に入る上、袋を開けるだけですぐに食べられて、それなりの満足感を得られるような食品ばかりを食べ続けていると、**体にとって本当に必要な栄養素が不足して、不必要なものは過剰になる「現代型栄養失調」状態に陥ってしまいます。**

現代型栄養失調の傾向かあるかどうかを確かめるために、次のチェックを行ってみてください。

とれない疲れの原因は栄養不足
「現代型栄養失調」チェック

- □コンビニ、スーパーで買った出来合いの食品をよく買って食べる
- □加工食品を買うときに成分表示を見ることはない
- □発酵食品（納豆、みそ、漬物、キムチ、ヨーグルト）はあまり食べない
- □ご飯、麺、パンが大好き

□毎日甘いおやつを食べる
□お通じが毎日ない
□肌荒れしやすい
□疲れがとれず常にだるい
□食後に眠くなることが多い
□ぐっすり眠れない
□いつも頭にモヤがかかったようですっきりしない
□気持ちが落ち込みやすい。もしくはイライラしやすい

いかがでしょうか？

12のチェックのうち、４個以上当てはまる場合は黄色信号、８個以上は赤信号です。全て当てはまる、という人も中にはいるかもしれません。そういう方は、すでに生活習慣病の種を抱えている、もしくは発症していることでしょう。

出来合いの食品や加工食品には当然ながら、添加物が多く含まれる反面、私たちの

体を正常に働かせるビタミンやミネラルは極めて微量しか含まれていません。

発酵食品を食べる習慣がなければ腸内環境を維持することが難しくなります。そして、ご飯やパン、甘いものなど、糖質のとり過ぎが拍車を掛けます。

糖質を含む食品には、食物繊維の含有量などによって血糖値の上がり方に差があり、その指標を「GI値」といいます。ブドウ糖のGI値は100、白飯は88、白いパンは90です。GI値が高い食品ほど急激に血糖値を上げます。そのため、体はインスリンを大量に分泌し、今度は血糖値を急激に下げようと働きます。

結果、血糖値が乱高下して、だるさや眠気、イライラを引き起こしてしまうのです。血糖値の急高下や腸内環境の悪化、ミネラルの不足はメンタルにも悪影響を与えます。

これらの詳細については後ほどお伝えしていきますが、前ページのチェックを見れば、よくある日本人の習慣だったり、不調だったりします。ただ、その習慣や不調を何年も続けることが、命を脅かす病気を育てることになります。

「便利」で「手軽」であるというメリットは、健康においては大きなデメリットにつながるということです。

日本の生産性は「食事を選ぶ力」で変わる!?

日本の労働生産性は、1970年来、40年以上にわたり先進国の中で最下位という状態が続いています。現在、日本はワークスタイルの転換期にありますが、なかなか改革がうまく進んでいかないのは、この生産性の低さにあると考えることもできます。

生産性を上げるために、改善すべき点はさまざまあると思いますが、働き手一人一人の栄養状態の改善も、間違いなくその一つとして挙げることができるでしょう。当たり前ですが、だるくて頭もぼんやりしている人と、常に体調もメンタルも頭の働きも上々な人とでは、生産性は格段に違うはずです。

毎日の忙しさに流されてしまい、栄養のことはあまり考慮せず手を伸ばせばすぐに食べられる食事をこれまで続けてきた方も、今日からは、**口にするものは全て自分への投資**と捉え、意志を持って選んでいくことを強くお勧めしたいのです。

先にお伝えした通り、加工食品やインスタント食品、砂糖たっぷりの糖質過剰な食品が世にあふれている現代社会において、なんの考えも意識もなく漫然と目の前のものを食べているだけでは、健康は守れないと考えてください。

どうしても忙しくて加工食品を食べざるを得ないなら、商品の裏側にある成分表示を見て、なるべく添加物の少ないものを選ぶ。

朝、時間がなくて朝食を抜いてしまったから、昼は品数の多い和定食にする。会食続きの週だったから、週末は野菜たっぷりのスープで胃腸を休ませる。

自分の口の中に入れるものを俯瞰しつつ、前後を考えながら明確な意志を持って「投資になる食事を選ぶ」だけで、食生活はガラリと変わるはずです。

そして、栄養状態の最適化を目指そうとするとき、すぐに始めていただきたいのがビタミン・ミネラルの積極的な摂取です。食事ではもちろんですが、食事だけで十分量を摂取することが困難な場合は、積極的にサプリメントで補給することを私はお勧めしています。

ビタミンやミネラルは、家でいうところの一番大切な基礎に当たります。基礎がしっかりしていなければ、その上に建つ家が不安定になるように、私たちの体もうまく機能することができません。

具体的にいえば、基礎になる栄養素が不足すると、細胞の働きが制限され、生きていく力となるエネルギーの産生がうまくいかなくなってしまうのです。

「だるい」「疲れやすい」「手足が冷える」といった現代人に多くみられる不定愁訴は、実は細胞でのエネルギー産生に滞りが生じているというサインであることが多いのです。

読者の皆さんの中に「定期的に健康診断を受けているけれど、血液検査でそのような指摘を受けたことはない」という方も多いでしょう。

おっしゃる通り、一般的な健康診断でビタミン・ミネラルの摂取量まで細かくみることは、まずありません。すでにお伝えした通り、日本の医学部で栄養学を学ぶことは、ほぼありませんから、栄養学に基づいた、しっかりとした栄養指導ができる医師はほとんどいないのです。

また、**国内における健康診断は、病気を見つけ出すためのもので、健康維持のためのものではないことがほとんどです。ビタミン・ミネラルをはじめとした栄養素に過不足が見られたとしても、それが病気にならない範囲であれば問題視されることはありません。**

国が5年ごとに発表している「日本人の食事摂取基準」についても、そこで示している栄養素の数値は、病気にならないためのスレスレの値です。毎日を低空飛行で、ソロリソロリと進んでいくための目安にすぎません。

「病気にならないこと」を求めるのなら、それでも構わないかもしれませんが、本書を手にとってくださった皆さんが求めるのは、ハイパフォーマンスの実現です。国の指針や栄養学に精通していない医師の判断にまかせていては、それらは得られないと思って間違いないでしょう。

「現代型栄養失調」に陥る要因と、そのリスク

次に、現代型栄養失調の要因について、もう一段階、深掘りしていきましょう。

例えば、栄養を無駄に消費してしまうケースです。栄養を得るための食べ物が、逆に栄養を消費してしまっていることがあります。その代表例が、玄米から糠をとった「加工食品」、白米です。

玄米に代わって白米が普及した江戸期には、ビタミンB1が不足することで起こる「脚気」が大流行したといわれています。また、ビタミンB1は、糖質を分解する過程で必須となるため、大量の糖質をとると不足することが知られています。

ところが、このビタミンB1は、玄米にもともと豊富に含まれている栄養素です。自然な食べ物は非常によくできていて、自身の分解に必要な栄養素を内包しているわけ

です。しかし、人間がそれをわざわざ手間暇かけて「加工」して落としているのです。
この問題は、砂糖や小麦など他の精製食品にも共通しています。

ビタミン・ミネラルは、体内の無数の代謝に関わっているために、常に消費されていますから、慢性的に不足しがちな栄養素です。さらに、白く精製された加工食品をとれば、一層の栄養不足の原因となります。

また、**ビタミン・ミネラルの宝庫であったはずの野菜や果物は、食べやすさを追い求めた品質改良や土壌の劣化などにより、栄養価が落ちている**という事実も現代型栄養失調に拍車を掛けています。50年前と比較すると、野菜や果物の栄養素の量は激減しているという報告もあります。

加えて、一昔前は収穫直後のとれたてのものを食べる習慣がありましたが、流通手段の発達によって、都市部ではその習慣が失われました。もともと少なくなった栄養素が、流通過程でさらに失われやすくなったのです。

そのため、せっせと野菜を食べても、十分な量のビタミンやミネラルを摂取することが非常に難しくなりました。

また、白米の例のように、精製された加工食品が多い食事をしていたり、頻繁な外食などで野菜の摂取が少なくなると、食物繊維が不足して、腸内環境の悪化が起こりやすくなります。

すると、本来ならばスムーズに排せつされていくはずの不要物が体内に長くとどまり、それらの毒性が全身の細胞に悪影響を及ぼします。

こうしたさまざまな原因が複合的に絡まり合って引き起こされる現代型栄養失調は、次のような症状や病気を呼び寄せることになります。

●不定愁訴（めまい、立ちくらみ、頭痛、肩凝り、だるさ、不眠、落ち込み）
●冷え症↓肥満
●動脈硬化↓脳卒中
●糖尿病↓認知症
●免疫力の低下↓がん

血圧・コレステロール・血糖と食事との関係

栄養の偏りによって起こりやすいといわれているのが「高血圧」「心臓疾患」「糖尿病」の三つの疾患です。

それぞれの目安となる「血圧の数値」と「コレステロール値」と「血糖値」は、あらゆる場面において基準値を超えないよう注意喚起され、少しでも上回ると薬を服用し、今すぐにでも下げるよう指導を受けるのが常です。

しかしながら、こうした基準値の常識の一部が、最近になって覆っていることはご存じでしょうか？

新しい知見が浸透、常識化するには時間がかかるために、古い健康情報がそのままテレビや雑誌、インターネット上でまことしやかに紹介されていたり、医療関係者でさえも古い認識のまま、患者に生活指導しているケースがあるようです。

ここでは、古い常識に惑わされないように、栄養との関わりが深い３つの疾患について、最新の情報にアップデートをしておきましょう。

▼上の血圧は「年齢＋90以下」

血圧について結論からお伝えすると、上（収縮期血圧）が「年齢＋90以下」であれば問題ないと私は考えています。

最近は働き盛り世代も高血圧に悩まされているのを見掛けますが、例えば45歳なら１３５㎜Hg、50歳なら１４０㎜Hg、60歳なら１５０㎜Hgがボーダーライン。つまり、やや高いくらいです。

血圧とは、全身へくまなく血液を送り、その機能と健康状態を保つための重要な働きです。そのため、薬を服用するなどして血圧を下げ過ぎてしまうと、脳内の血流を低下させることになります。

つまり、頭の働きを低下させ、仕事のパフォーマンスに大きな影響を与える可能性があるということです。

人は加齢に伴って、筋肉や関節と同じように血管にも経年劣化が生じるため、ある程度は動脈硬化が進むものです。糖尿病を患っている人では、より動脈硬化が進みます。

外食中心の食生活では、どうしても塩分過多になりやすい傾向があります。いうまでもなく、塩分の取り過ぎは血圧を上げる原因となります。必要以上にしょうゆや塩などの調味料を添加しないよう普段から習慣付ける必要があります。

塩分摂取が増えてしまう外食の代表は、焼肉と寿司です。動物性脂肪と塩の食べ合わせは、動脈硬化を進行させ、高血圧の原因となることが、、京都大学名誉教授・家森幸男博士が行った疫学調査でも明らかにされています。

一方、緑色野菜に多く含まれるマグネシウムは、血管壁にある筋肉を弛緩させる働きがあるため、高血圧を防ぐ代表的な栄養素です。焼肉を食べる時には、たっぷりの野菜も食べることが高血圧の予防になります。

もう一つ、高血圧の原因となる注意すべきものがあります。それは「リン」です。外食やインスタント食品を食べる機会が増えると、どうしてもリンの摂取量が増えてしまいます。こうした食品を多く食べている方は、年に数回、血液検査でリンの濃度を調べることをお勧めします。

通常は3・5㎎／dl以下ですが、4・0㎎／dl以上の高値の場合には、高血圧のリスクが増えるだけでなく、心筋梗塞のリスクが50％増しになることも報告されています。

青魚の摂取が少ない方も、高血圧予備軍です。

青魚に含まれるエイコサペンタエン酸（ＥＰＡ）には、血液の流れを良くする働きがあります。一方、青魚を食べる習慣が少ないと、血液が粘ってきて流れが悪くなり、血圧を上げることによって血流を維持するようになります。魚に含まれるアミノ酸やミネラル成分にも血圧を下げる働きがありますので、高血圧予防には肉よりも魚です。

また、内臓脂肪が増えてくると、内臓脂肪から血圧を上げる物質が産生されて全身を巡ることが知られています。

夜寝る前に、大量の糖質を摂取するような食生活は、内臓脂肪を増やすことで高血圧の原因となります。体重を落としただけで血圧も下げることができた、という話はよく耳にすることでもあります。お腹が出てきたら血圧に注意と覚えてください。

「高血圧ですね」と診断された方は、すぐに薬に頼るのではなく、まずは食生活の見直しをすることをお勧めします。

▼コレステロール値は、むやみに下げない

ＬＤＬ、ＨＤＬという検査項目は、総コレステロール値と並んで健康診断で必ず調べる項目になっています。ＬＤＬは悪玉コレステロール、ＨＤＬは善玉コレステロールとも呼ばれますが、その意味について正しく理解している人は少ないようです。

そもそもコレステロールには、善も悪もありません。コレステロール自体は、体の細胞を作る働きやホルモンや、ビタミンＤなどの原料となる働きなど、極めて重要な役割があります。

それでは、ＬＤＬやＨＤＬとは、一体何を指しているのでしょうか?

ＬＤＬとＨＤＬは、コレステロールと中性脂肪を運ぶ「リポプロテイン」と呼ばれるタンパク質でできた運搬トラックのようなものを意味します。ＬＤＬは、肝臓から抹消の細胞へコレステロールを運ぶ役割。一方のＨＤＬは、抹消の細胞からコレステロールを肝臓へ戻す働きをしています。

食生活の乱れがあるとＬＤＬが増え、生活習慣を改善するとＨＤＬが増える仕組みがあります。ただし、遺伝的にＬＤＬが高く、ＨＤＬが低い状態になってしまう人もいるので、検査結果の判断については医師のアドバイスに従ってください。

LDLが悪玉コレステロールと呼ばれる理由は、LDLが高いと心筋梗塞など血管が詰まる病気になりやすいと言われてきたからです。しかし、最新の医学では、「高LDL＝心筋梗塞」ではなく、「高LDL＋炎症＝心筋梗塞」という事実が解明されています。LDLが高いからといって、すぐに医薬品を服用しなくてはいけないということはありません。むしろ、炎症を起こさないような生活習慣を心掛けることが重要になります。

LDLが高い場合には、まず現在の食生活や運動習慣など、生活習慣の見直しをしましょう。LDLを高くするのは、糖質や動物性脂肪のとり過ぎが原因です。

つい先日、これまではLDLコレステロールが130mg／dl程度で問題がなかったのに、わずか半年の間に200mg／dlまで上昇したクライアントがいました。食事の習慣を確認したところ、甘いコーヒー牛乳を毎日2本以上飲むようになったということがわかりました。LDLを上げた原因が、甘い乳飲料にあったことが判明したというケースでした。

一方、生活習慣の改善だけではＬＤＬコレステロールが下がらないという人もいます。こうしたケースには、「スタチン製剤」と呼ばれる、コレステロールを下げる医薬品がよく処方されています。

スタチン製剤は大変優秀な薬で、面白いようにＬＤＬコレステロール値が下がります。その働きは、肝臓でコレステロールを作る酵素をブロックすることにあります。そのため、副作用として肝臓で作られている「コエンザイムＱ10」も作られなくなってしまいます。

コエンザイムＱ10は、体が作り出す抗酸化作用を持つ重要なさび止めですので、スタチン製剤を服用すると、筋肉障害のような副作用が顕著に出てしまう人もいます。

こうしたケースでは、掛かり付けの医師へ相談の上、スタチン製剤とは異なる方法でコレステロールを下げてくれるゼチーア（一般名＝エゼチミブ）という医薬品に切り替えてもらうことをお勧めします。

▼血糖は「乱高下」を避ける

血糖とは、体内を流れる血液中のグルコース（ブドウ糖）のこと。その濃度を指すのが「血糖値」です。

私たちの体には、血糖値を正常に保とうとする機能が備わっています。食後、食べ物から摂取した糖質の量に応じて上昇すると、「インスリン」というホルモンがすい臓から分泌され、上がった血糖値を速やかに下げる、というのが本来のシステムです。

ところが、過食や偏食、不規則な生活、運動不足の状態が続くと、過剰な糖が血液中に停滞する「高血糖」を引き起こします。さらにそれが続くと、すい臓の機能が低下してインスリンの分泌量が不足したり、インスリン自体の効き目が弱まるなどして糖尿病を発症するといわれています。

高血糖は避けるべきですが、前述の通り、低ければいいということではありません。むしろ、血糖値が60㎎／dl以下になる「低血糖」状態は、パフォーマンスを著しく落とします。集中力や思考力の低下、無気力、イライラ、めまい、冷や汗、手の震えなど、簡単にいうと電池切れの状態となります。

血糖値を直接的に上げるのは糖質だけですから、食事の内容ととり方に正しく配慮すれば、血糖値の乱高下を避けることはそう難しいことではありません。そうした生活改善をする前に安易に薬に頼ってしまうと、思わぬリスクを抱えてしまうことがあるため、注意が必要です。

例えば、２０１４年から日本で処方されるようになった「ＳＧＬＴ２阻害薬」と呼ばれる糖尿病治療薬を例に挙げてみましょう。

腎臓に作用して体内の過剰な糖を尿として排せつする、その効能・効果から「やせ薬」として話題を呼び、複数の医薬品会社から相次いで発売されました。そのため、本来の用途からは外れたダイエット目的で興味を持つ人も現れました。

ところが、発売開始から5年後、アメリカ食品医薬品局（ＦＤＡ）は、ＳＧＬＴ２阻害薬の服用について十分な注意を払うように警告を出しました。その内容は「ＳＧＬＴ２阻害薬を服用している患者では、他の糖尿病治療薬の場合と比較してフルニエ壊疽を発症するリスクが高い」というもの。フルニエ壊疽とは、男性に好発する会陰部の壊死性筋膜炎です。

ＦＤＡによると、２０１３年から２０１８年5月までの5年間にＳＧＬＴ２阻害薬を服用している患者でフルニエ壊疽を発症したケースが、12例あったとのこと。他の糖尿病治療薬を服用中の患者においては、フルニエ壊疽を発症したケースは過去30年あまりでわずか6例。年間発症率が13倍以上も高いことになります。

加えて、その6例は全て男性だったのに対し、ＳＧＬＴ２阻害薬を服用する患者においてはフルニエ壊疽の発症が12例中5例が女性だったのも、従来のフルニエ壊疽の特徴と異なる点でした。

また、認可を得た２０１３年当初より、尿中へのブドウ糖の排せつを促すという仕組みから、尿路感染症などの合併症も懸念され続けているという面があります。

そもそも、この薬は糖尿病に対する治療薬です。血糖値のコントロールが悪い、肥満傾向にあるという理由だけで安易に使うべきものではありません。

「薬を飲めば大丈夫だから」

よく聞く言葉ですが、その「大丈夫」は今現在にしか適用しません。しかも、徐々にその「大丈夫」は心もとなくなり、最終的には大きな健康破綻が待っています。

生活習慣を改めずに薬で症状をごまかし続けることは、毎日借金で何とか間に合わせて、将来返せない莫大な負債を抱えることと同じです。後で必ずつけが回ってきます。それは、命のつけです。

どうか健康に大きな損失を出すことなく、生活改善という投資を実践しながら、薬（借金）がいらなくなる体づくりを目指してください。

心の不調も、栄養失調から始まる

「病は気から」という言葉があるように、体と心はつながっているといわれています。確かに体の調子が悪いときにはどうにもネガティブになりますし、心が荒んでいるときには頭痛やめまい、ふらつきなどの異変が起こりがちです。

そのような関係性を思い込みだ、と解釈する人もいますが、近年、現代型栄養失調が、生活習慣病だけでなく、うつ病などの心の病を発症する大きな原因のひとつになっていることが分かってきました。

うつ病を引き起こす主な原因は、脳内の神経伝達物質が不活性化することだといわれています。例えば、幸せを感じるホルモンのセロトニンは睡眠や精神安定に関わる物質で、不足すると睡眠障害や不安感などマイナスの精神症状に陥りやすくなります。セロトニンの原料は、必須アミノ酸の一つ「トリプトファン」です。必須アミノ酸は体内で必要量が生成できないため、食事からとる必要があります。

トリプトファンを多く含んでいるのは、肉、魚、豆類といった食材です。しかしながら、トリプトファンをとるだけでは、セロトニンは合成されません。

合成の過程には、**タンパク質代謝に大きく関わる「ビタミンB6」と「鉄」が不可欠で、その他、脳神経の正常な働きに関わる「ビタミンB12」、神経伝達物質を放出するときに必要となる「カルシウム」「マグネシウム」を十分量、摂取して初めて脳内にセロトニンが分泌され「幸せ」を感じることができる**のです。

このように、セロトニンの合成一つ取っても、6種の異なる栄養素が登場します。

糖質の摂取が多く、ビタミン・ミネラルが不足する現代型栄養失調の状態では、精神を安定させる神経伝達物質が不足してうつ状態に陥りやすくなってしまいます。

また**「ビタミンD」の摂取が、うつ病をはじめとした精神疾患の予防・改善に有効**ということも、多くの研究によって明らかにされています。

ビタミンDの受容体が、脳内の前頭前皮質や海馬、視床、視床下部などの部位に多く発現していることから、ビタミンDが脳を酸化ストレスから保護する一方、ドーパミンやノルアドレナリンといった神経伝達物質の作用を改善させる働きがあることが分かっています。

こうしたビタミンDの働きは、ビタミンというよりもむしろホルモンに近い、極めて重要なものだといえます。ビタミンDは他の栄養素が入り込めない脳の関所を難なくすり抜けたり、細胞のバリアである細胞膜を越え、核に直接作用することができる、非常に特殊なビタミンです。この性質を持つものは、性ホルモンや副腎皮質ホルモンなど限られたものしかありません。

この特殊な性質から、ビタミンDは「一種のホルモン」として世界中のアンチエイ

ジング研究者が注目をする、重要な栄養素です。

うつの予防だけでなく、体の炎症を抑え、骨を強くしたり、筋力を保持したり、最近ではがんの予防や進行を防ぐ効果についても研究されています。

ビタミンDは、日光に当たることで皮膚で生成されます。また、食事からの補給も可能で、特に鮭や青魚に豊富です。

「そんなに簡単なんだ！」と思われるかもしれませんが、いずれも現代人にはなかなか頻度を上げることが難しい習慣のため、現代人は慢性的なビタミンD不足に陥っています。年々、うつ病の発症率が高まっているというのも、ビタミンD不足が原因の一つかもしれません。当院の外来でも、初診時検査でビタミンDを調べていますが、約80％の人にビタミンD不足が認められています。

年齢とともに、皮膚で作られるビタミンDの量は減っていきます。また、加齢に伴って食事の全体量も減ってくるため、必然的にビタミンDの血中濃度は低下しがちに。日光浴や食事以外の方法で補充するためには、サプリメント（ビタミンD3）の活用がお勧めです。

日本の栄養学は20年遅れている

ここまで働き盛りの皆さんが直面しやすい症状をピックアップしながら、さまざまな話を続けてきました。血圧にしろコレステロールにしろ、おそらく皆さんがこれまで「常識」だと思っていた対処法が、実は、思い込みに過ぎなかったことが分かってきたのではないでしょうか。

なぜ、このようなことが起こるのか。一つは、あらかじめお伝えしていた通り、日本の医学部では栄養を学ぶ機会を設けていないからです。医師として患者との触れ合いを通して予防医療の重要性を知り、栄養医学の存在と出合った者だけが自分の意志で学び、初めて身に付くものなのです。

近所の病院で栄養について相談に乗ってもらおうと思っても、なかなかうまくはいきません。なぜなら、日本の栄養学は20年は遅れているからです。

日本ではよく、健康でいるための食事術として「カロリー」を用いますが、そのたびに私は「ナンセンスだな」と感じています。なぜなら、食べたもの全てが燃えるわけではないと考えているからです。人の体は、ブラックボックスと同じです。個人によって状態は大きく異なりますし、その日によっても調子は変わる。目安として使うことはありますが、カロリーの高い・低いだけでチョイスを決めるのは、いかがなものでしょうか。

世界のトップビジネスパーソンがやっていること

ここ数年、欧米における予防医学界が掲げている最大のテーマは「ビジネスパーソンの健康をいかに保つか」ということです。

企業が社員一人一人の生産性を上げて**サステイナブルな経営をしていくためには、「社員の体と心を健全化して、1人ひとりのパフォーマンスをアップしていくしかない」**というところに気付きを得たためです。

社員の心身のコンディションを最適な状態になるようサポートすることで、生産性の向上だけでなく、近年国内で増えている労働者のうつ病の発生を抑えたり、離職を防止したりすることにもつながります。

労働者の体と心の健全化のために、最も重要なことは何か？

これについて「血糖値のコントロール」と結論付けたのが、NASAでした。宇宙空間で働く宇宙飛行士のメンタル、注意力、学習能力、判断能力、コミュニケーション能力などのパフォーマンスに、血糖値が強い影響を与えていることを明らかにしたのです。その後、米国の企業にも、従業員の健康管理の大きな柱として、血糖値コントロールを取り入れる動きが表れました。

ランチに大盛りのラーメンライスを食べ、午後に血糖値の急上昇「血糖値スパイク」を起こしてしまっては、眠気とイライラに襲われてパフォーマンスが極端に低下することは避けられません。

こうした従業員が多数を占めれば、当然ながら企業の業績は落ちますから、社員の血糖値マネジメントを行うことは生産性の向上に大きな効果があると期待できるのではないでしょうか。

ただし、今の日本においては、先にもお伝えした通り、健康診断を年に1度だけ行っている企業がほとんどです。心電図を測り、バリウムを飲ませてレントゲン検査をしたりといった、おなじみの方法です。果たして、従業員の心身の健全化がそれでマネジメントできるのかどうかは大きな疑問です。

現在は、体に針を刺して血液を採取せずとも血糖値が測定できる、ポータブルな医療器具の開発が進んでいます。

そして、グーグル、アマゾン、アップルなど、世界有数のテクノロジー企業が、アプリやスマートウオッチなど、競って血糖値管理のデバイス開発に投資をしています。世界中で激増する糖尿病患者に対して、猛スピードでその新しいツールやサービスを提供しようとしているのです。

病院へ行かなくても、体に針を刺さなくても、自分で簡単に血糖値の管理が行える未来が、すぐそこにやってきています。

航空機のパイロットがフライト前に呼気のアルコール濃度を検査するように、一般企業でも、終業前に従業員が自らの血糖値を計測し、コンディションチェックをする社会が実現するかもしれません。

もちろんそれは、企業が従業員の不健康を取り締まるためのものではなく、ビジネスパーソン自身が自分の健康状態を把握して、健康を積極的に自主管理する意識を培うためになればよいと思います。

栄養状態の検査は今の自分を知る情報源

本書では、これから栄養の最適化に向けた具体的な方法をお伝えしていきますが、正しく進めていくためには、定期的な現状把握も必要になります。

自身のパフォーマンスを維持するために、私は年に一～二度、栄養状態が分かる検査を受けることを強くお勧めします。

食生活は、全て血液に表れます。自分は日頃、何が過剰で何が不足しているのかを見える化して、改善すべき点をあぶりだすための大変よい指標となります。

血液検査ならば会社の健康診断で受けているから大丈夫、という方も多いのですが、一般的な企業健診で行う血液検査は、私たちのような予防医療の専門機関で行うそれと比べて調べる項目が少なすぎます。

また、一般的な人間ドックも同じく、検査の主眼は病気の有無を調べることにあります。心身の健康を高い状態に維持するためではありません。

一般的な人間ドックの検査項目といえば、血液や肝臓、腎臓、心臓や血圧、腫瘍マーカーや脂質代謝などです。

対して当院で行うアンチエイジングドックは、これらに加えてさらに体組織（筋肉と脂肪の分布）、骨密度、動脈硬化度、血液中のビタミン、脂肪酸、ホルモンの過不足や毛髪分析による有害金属の濃度などを検査しています。

これらは病気探しの検査ではなく、それよりも一歩先を見る、病気になりにくい体を目指すための状態検査です。

では、パフォーマンスアップのための血液検査項目とはどんなものなのか、もう少し詳しく説明していきましょう。

●ホモシスティン

タンパク質の代謝過程で生まれるアミノ酸の一種。あまり知られていない物質ですが、体の大敵であり「悪玉アミノ酸」とも呼ばれています。血中ホモシスティン濃度が上がると動脈硬化を引き起こし、心筋梗塞や脳卒中を招くこと、また認知症やがんのリスクも高まることが分かっています。

ジムでハードなトレーニングをする人、マラソンやトライアスロンなど負荷の高いスポーツをする人は、プロテインなどのサプリメントで多量のタンパク質をとることを習慣にしていると思います。しかし、タンパク質の過剰摂取は、ホモシスティンの原料であるメチオニンの摂取を増やすことから、ホモシスティン値を上昇させるリスクがあります。

私の知人の40代男性で、フルマラソンに参加するほど健康体だったのにもかかわらず、ある日突然、心筋梗塞で倒れた方がいます。本人は日頃から健康には非常に気を使っていたので、心筋梗塞になった理由が分からないと、私のクリニックへ相談に来ました。血液検査をしたところ、コレステロール値や中性脂肪の値には異常はみられなかったのですが、ホモシスティン値は24nmol／mℓと、理想値の3倍もありました。

彼は日頃からしっかりとタンパク質を摂取しようと、肉食に偏った食事をしていたそうです。その健康意識が裏目に出て、ホモシスティンの血中濃度が上昇し、動脈硬化を起こして心筋梗塞を合併してしまったわけです。

タンパク質は人体に絶対に必要な重要栄養素です。しかし、過剰な摂取は体の炎症を引き起こして命取りになることもありますので、適量摂取を心掛けてください。食べ過ぎも、食べなさ過ぎも、パフォーマンス低下につながります。

そして、タンパク質の摂取は基本的に、鶏肉や魚、卵からとることを私は皆さんにお勧めしています。先にもお伝えした通り、豚や牛などの四つ足動物は腸内細菌叢を変化させて発がんリスクを高めるため、時々、会食で食べるぐらいが適量と考えるとよいでしょう。

私が在籍していたハーバード大学の医療関係者のパーティでは、四つ足動物の肉料理が出てくることはありませんでした。肉なら鶏肉、魚であればサーモンがよく供されていました。栄養に精通した人たちが集まると、自然とそうした料理が並ぶようです。

タンパク質摂取量の目安は、鶏肉や魚でいえば、毎食手のひら1枚分と考えると分かりやすいでしょう。

ホモシスティンに話を戻しましょう。

日本人の5人に1人はホモシスティンが上昇しやすい体質を持っているといわれているので、検査において必須項目にすべきだと私は考えています。健康保険が利かない自費診療になりますし、ほとんどの医師がホモシスティンについて知識がないのですが、ぜひ、検査項目へ加えるように、積極的に検査機関に働き掛けてほしいと思います。

私はホモシスティンの血中濃度は少なくとも10nmol／ml以下を理想と考えています。

ホモシスティン値が高かったとしても、下げることはさほど難しいことではありません。ビタミンB6、ビタミンB12、葉酸といった栄養素を十分補給することで、ホモシスティンレベルを下げることができます。

ビタミンB6はにんにく、アボカド、鮭、いわしに、また、ビタミンB12はシジミやあさりなどの貝類に豊富です。B6とB12共にリッチに含むのが、鶏レバーです。葉酸は葉物野菜からとれます。

これらの食品がなかなかとれないという人は、サプリメントを使うことをお勧めします。ビタミンB群がまとめてとれるサプリメントが便利です。

●ビタミンD

日本ではあまり注目されていませんが、欧米では、積極的な摂取が呼び掛けられています。

その働きは骨の健康をはじめ、免疫力の増強、脳や神経機能の維持、心臓血管疾患予防、糖尿病予防など、ほぼ全ての生理学的な機能に影響を与えています。つまり、ビタミンDの不足があると、あらゆる体調不良、パフォーマンス低下を引き起こします。

ビタミンDの補充をするには、次の3つの方法しかありません。

① 日に当たる
② 鮭や青魚を食べる
③ サプリメントでとる

日本人の平均値は、25(OH)D3濃度で20~25ng/mlですが、至適濃度は40ng/ml以上と考えられています。

●GPT(ALT)

GPT(グルタミン酸ピルビン酸転移酵素)は、肝機能を確認するための項目です。GTPは体のあらゆる組織に含まれていますが、肝細胞への分布が圧倒的に多い酵素です。

GPTの血中濃度が高くなるということは、肝細胞が壊れ、血液中に流れ出たことを意味します。逆にGPT値が低い場合は、肝細胞の代謝スピードが落ちているということになります。GPT値は最低でも18U／ℓ、できれば20～25U／ℓが望ましい数値です。

18U／ℓを下回る場合、糖質からアミノ酸を作るためのビタミンB6が不足して、肝機能が低下していると考えられます。肝機能が低下すると代謝がダウンするために体が冷え、疲れやすくなるためパフォーマンスの低下を引き起こします。

GPTが18以下の場合には、ビタミンB6を含む食品を積極的にとるようにしましょう。前項でも触れた通り、B6はにんにく、アボカド、鮭、いわし、鶏レバーに豊富です。

●亜鉛

亜鉛が関与している代謝酵素は、200種を超えるといわれています。DNAやタンパク質の合成、視力、聴力、性ホルモンの分泌、免疫力のコントロールなど、体の重要な機能に関与しています。

亜鉛が不足すると、貧血や皮膚炎、免疫機能障害を引き起こす他、重金属汚染の影響を受けやすくなります。

亜鉛、カドミウム、水銀は元素周期表からすると同じ12族です。つまり、元素の性質が極めて似ているということ。食品中の亜鉛が少なくカドミウムや水銀が多くなってしまうと、必須ミネラルの亜鉛ではなく、有害金属の方が体内へ蓄積されやすくなってしまいます。

また、パフォーマンスを上げたいと望むビジネスパーソンにとっては、男性ホルモン（テストステロン）の維持にも亜鉛が有効だということは、有益な情報かもしれません。

男性ホルモンは男性らしい肉体をつくるだけでなく、やる気や競争心、社会性といったメンタル面にも大きく関与しています。男性ホルモンの低下によって、やる気を失うといった弊害も起こります。

男性に限らず、女性の体内でも男性ホルモンは一定量分泌されているため、低下することで同様の弊害は起こります。うつ病かと思ったら、男性ホルモンの分泌が低下していたことが原因だった、ということもあります。

亜鉛が豊富な食材の代表は、かきです。その他にも、たたみいわしや煮干し、チーズ、ココアなどに多く含まれています。

体内の亜鉛を測るときは、肝機能検査項目に含まれている「ALP（アルカリフォスファターゼ）」という酵素の濃度が目安になります。最適値は200IU／ℓで、150以下になると不足と診断します。

●無機リン

私たちの体の中で、カルシウムに次いで多いミネラルです。体を動かすためのエネルギー産生の場や細胞膜、骨を作る過程で必要になり、これもまたとても重要な栄養素です。

ただ、リンをとり過ぎると動脈硬化が進み、パフォーマンスを低下させるどころか心臓疾患で死亡するリスクが50％も増えることが報告されています。

牛乳や卵、魚、肉、豆腐など自然の食材に含まれているリンは40～50％程度しか吸収されませんが「PH調整剤」「乳化剤」「リン酸塩」という名前で食品に添加されているリン酸ナトリウムは、90％近く吸収されてしまいます。つまり、加工食品のとり過ぎがリンの過剰摂取につながり、健康資産を脅かすことになります。

当院で血液検査をした50代女性で、ほんの半年の間にこのリンの数値が急上昇したというケースがありました。

3・5mg／dlと、基準値内だったリンの血中濃度が、半年後にいらしたときには4・2mg／dlと危険なレベルに至っていたのです。

日頃から食事には相当気を付けている健康意識の高い50代女性だったので、ご本人も思い当たることがなく驚いた印象でした。よくよく話を伺ってみたところ、最近になってプロテインを飲み始めたということでした。思った通り、そのプロテインはリン酸ナトリウムが添加されているタイプだったというわけです。

メーカーにもよりますが、体に良いものとして販売されている健康食品やサプリメントにも添加物としてリン酸化合物が含まれていることがあります。成分表示をよく確認をすることをお勧めします。

理想値は2・5～3・5mg／dl。腎臓病などの基礎疾患がないのに4・0mg／dl以上のリン濃度だった場合は、食生活の見直しをお勧めしています。

●ヘモグロビンA1c

糖尿病の検査をする際に、必ず登場する血液検査項目として知られています。

ヘモグロビンA1c値は、赤血球中のヘモグロビンと血液中の糖が結びついた「糖化タンパク質」のことです。

日本糖尿病学会は現在、ヘモグロビンA1c値が6・5％以上のを場合を糖尿病としています。しかし、私は6％を超えない範囲が望ましいと考えています。

昨今、糖質の過剰摂取の危険性が知られるようになり、食事に際し「糖質制限」を心掛けている人が増えました。けれども、そういった方であっても血液を調べると血糖値が高く出ることがあります。

食生活について、さらに深くヒアリングをしていくと、ご飯やパンなどの炭水化物やスイーツなどの甘いものは避けていても、糖質がそこそこ多い、かぼちゃやじゃがいもなどの根菜や清涼飲料水を頻繁に口にしている場合があります。

自分は気を付けているから大丈夫と思わず、検査とともにもう一度、何を選んで何を選ばないかを確認するとよいでしょう。

健康資産を脅かす「隠れ糖質」にもご注意ください。糖質が多くないと思われがちな「隠れ糖質」には、次のようなものがあります。

●甘くないお菓子

しょうゆせんべい1枚の糖質量は約10gで、1個当たり糖質3gの角砂糖でいうと約3個分。同じように、ポテトチップスは一袋で糖質約45g、角砂糖約15個分です。一度食べ始めると止めるのになかなかの意志が必要な食べ物ですから、自宅に常備することはやめた方がいいでしょう。

●甘くない野菜や果物

さつまいも1本(200g)の糖質は55g、ジャガイモ1個(100g)は糖質16g。かぼちゃは煮物サイズにカットした大きさ(50g)で9gです。食物繊維が含まれている分、血糖値の上昇は緩やかにはなりますが、摂取する糖質量は変わらないので、血糖値に問題がある人はほどほどがよいでしょう。

●玄米、全粒粉のパン

玄米は茶わん一杯で糖質50ｇ、全粒粉の食パン1枚は糖質26ｇ。時々「玄米や全粒粉パンだから大丈夫」と思っている人がいますが、実は白米や白パンと糖質量はほぼ同じです。こちらも野菜と同様に精製されていない分、食物繊維やミネラル、ビタミンが含まれていて栄養価が高く、血糖値の上昇は緩やかになりますが、糖質量は多いので、食べ過ぎは要注意です。

●清涼飲料水、栄養ドリンク

「ペットボトル症候群」という言葉を聞いたことがあるかと思います。短時間に大量の糖質を摂取することで血糖値スパイクを起こすのが、清涼飲料水です。甘味の付いたジュースや炭酸飲料は、コップ1杯で20〜25ｇの糖質を含みます。果汁１００％のジュースも同様です。

また、多くのビジネスパーソンが体調管理のために飲んでいるであろう野菜ジュースや栄養ドリンクにも注意が必要です。

「野菜&果物１００%」「無添加」と体に良さそうな言葉に引かれるとは思いますが、実態は食物繊維を取り除いた、大変スピーディーに体内に吸収される糖質ドリンクです。栄養ドリンクも同様に、あの小瓶で糖質が20g前後含まれています。

清涼飲料水や栄養ドリンクの多くは「果糖ブドウ糖液糖」という、血糖値を急上昇させる甘味料が添加されています。

血糖値に問題があるならもちろん控えるべきですし、健康体の方でも、常飲は望ましくありません。

最も注意すべきは……
清涼飲料水の糖質！

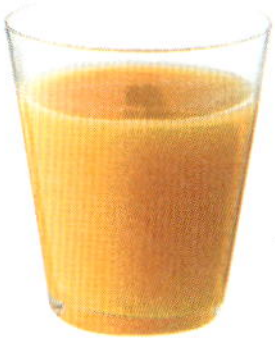

オレンジジュース
（1杯200cc）
＝ 糖質**21.4**g
角砂糖**7個分！**

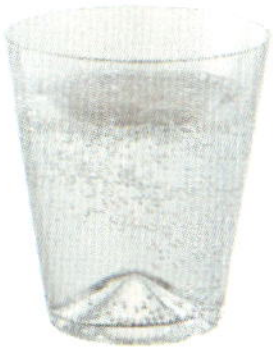

サイダー
（1杯200cc）
＝ 糖質**20.4**g
角砂糖**6.8個分！**

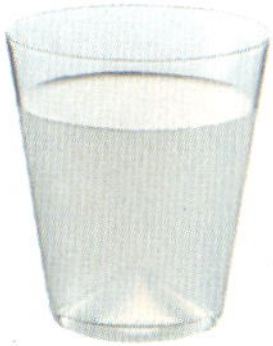

スポーツ飲料
（1杯200cc）
＝ 糖質**10.2**g
角砂糖**3.4個分！**

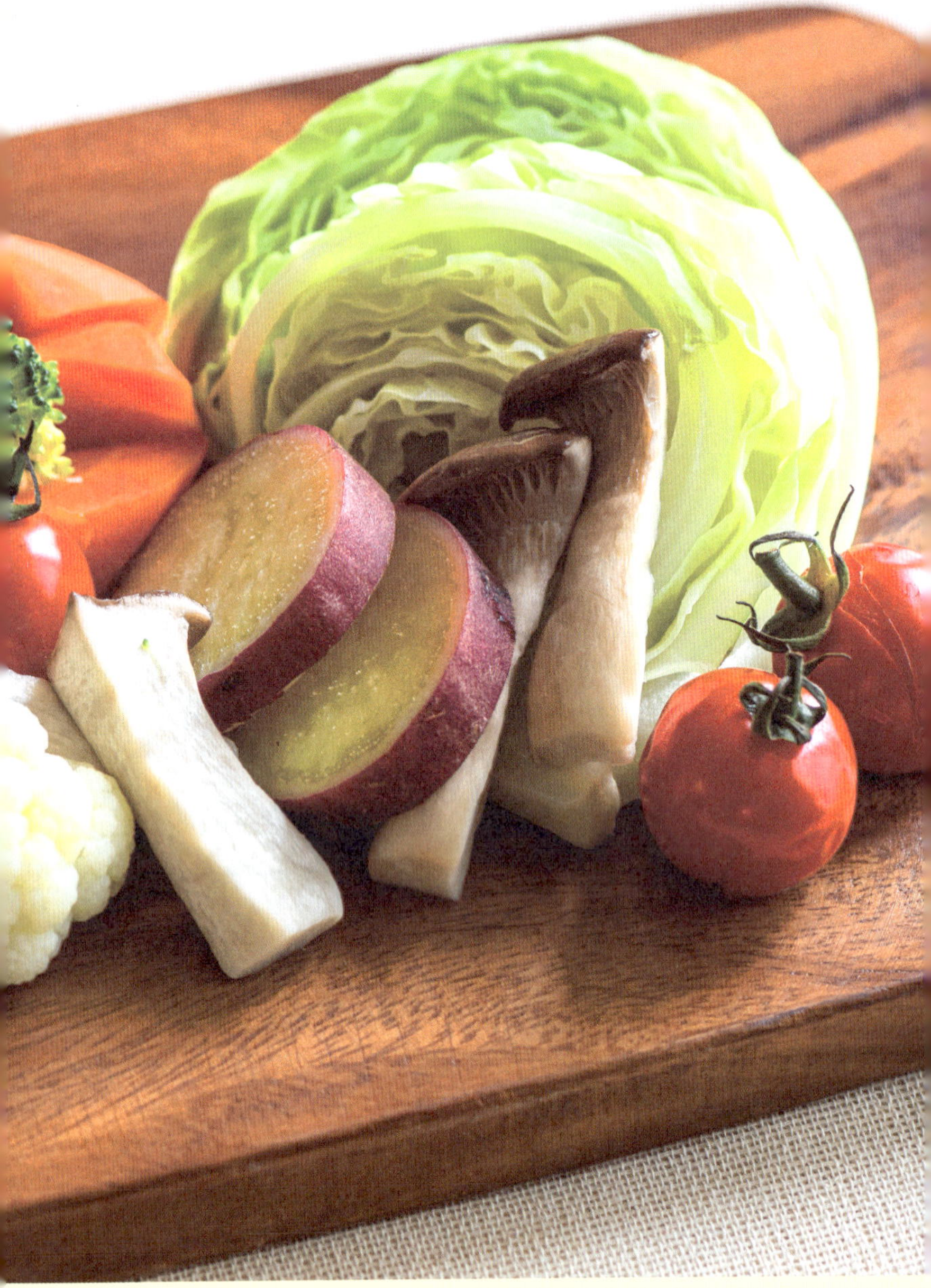

第2章
実践 投資になる食事

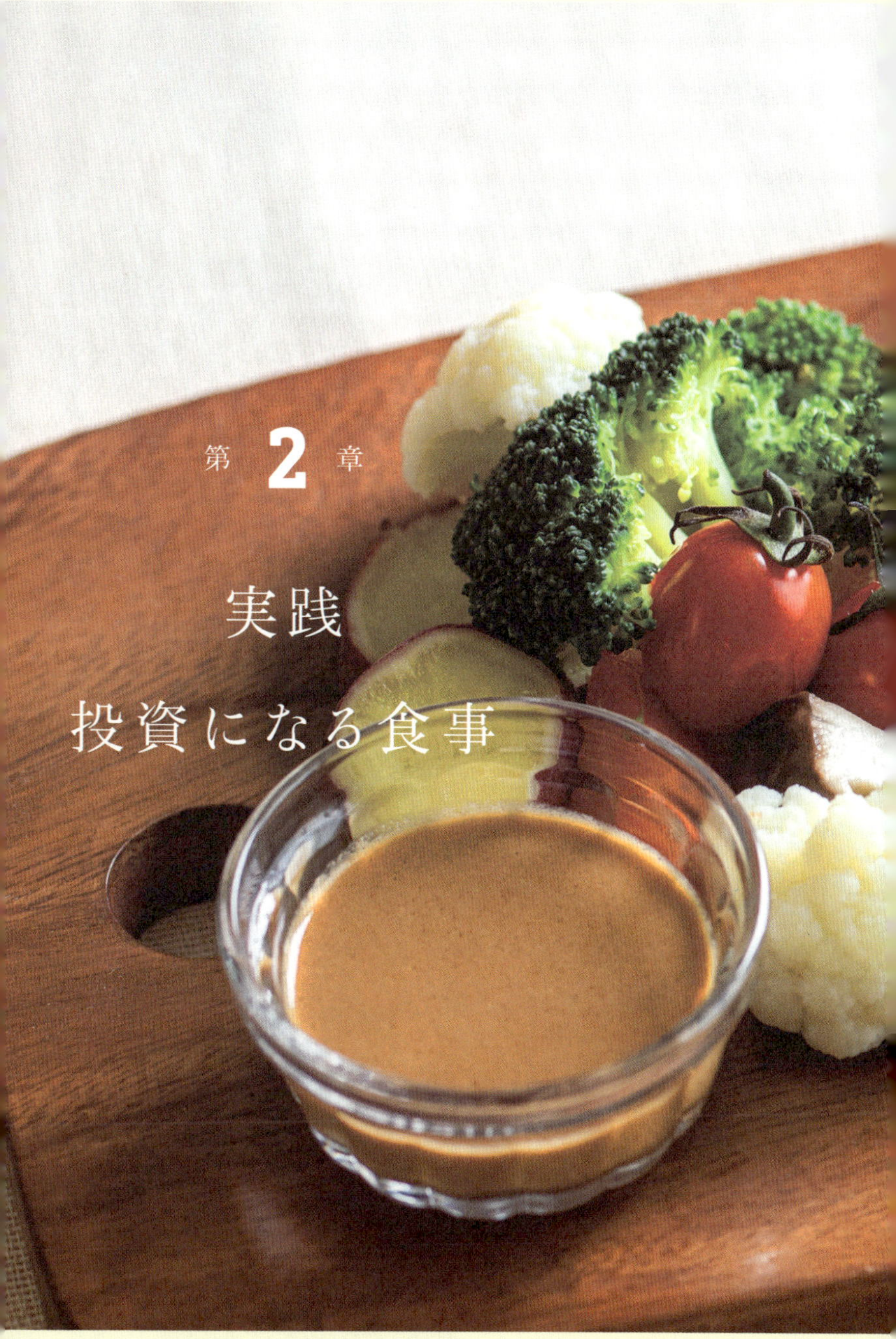

投資1

毎日納豆1パック

微生物最強の力で腸を守る

日本が誇る納豆は、海外でも「スーパーフード」と呼ばれるほど注目されている発酵食品。納豆菌は微生物の中でも最強の繁殖力を持ち、そのパワーは悪玉腸内細菌の一つ、病原性大腸菌O-157の繁殖を抑えるほど強力。納豆菌によるウイルス抑制効果も明らかになっている。病気を寄せ付けないおいしいサプリとして毎日の定番に。

炎症&老化を抑制

納豆に含まれるタンパク質の一種「スペルミン」は、細胞の代謝促進、体内の炎症防止のダブル効果で老化を防ぐ。

血液サラサラ＋発がん予防

納豆に豊富な「ビタミンK」は動脈硬化や骨粗しょう症、発がん予防に働く。特有成分の酵素「ナットウキナーゼ」も血栓を作りにくくして血液をサラサラにして脳梗塞、心筋梗塞を予防する。

Recipe

いかとじゃこのみぞれ納豆

エネルギー：126kcal

【材料と作り方】2人分

- ひきわり納豆……2パック
- 大根おろし……100g
- ちりめんじゃこ……大さじ2
- いかげそ（ゆでたもの）……30g
- 付属のたれ・からし……2パック分
- かいわれ大根……適量

1. ボウルにひきわり納豆と付属のたれと辛子を合わせよく混ぜる。
2. 大根おろしとちりめんじゃこ・食べやすい大きさに切ったいかげそを加えさらに混ぜ、器に盛り、かいわれ大根を添える。

Point 刺身用のいかで作ってもおいしい！

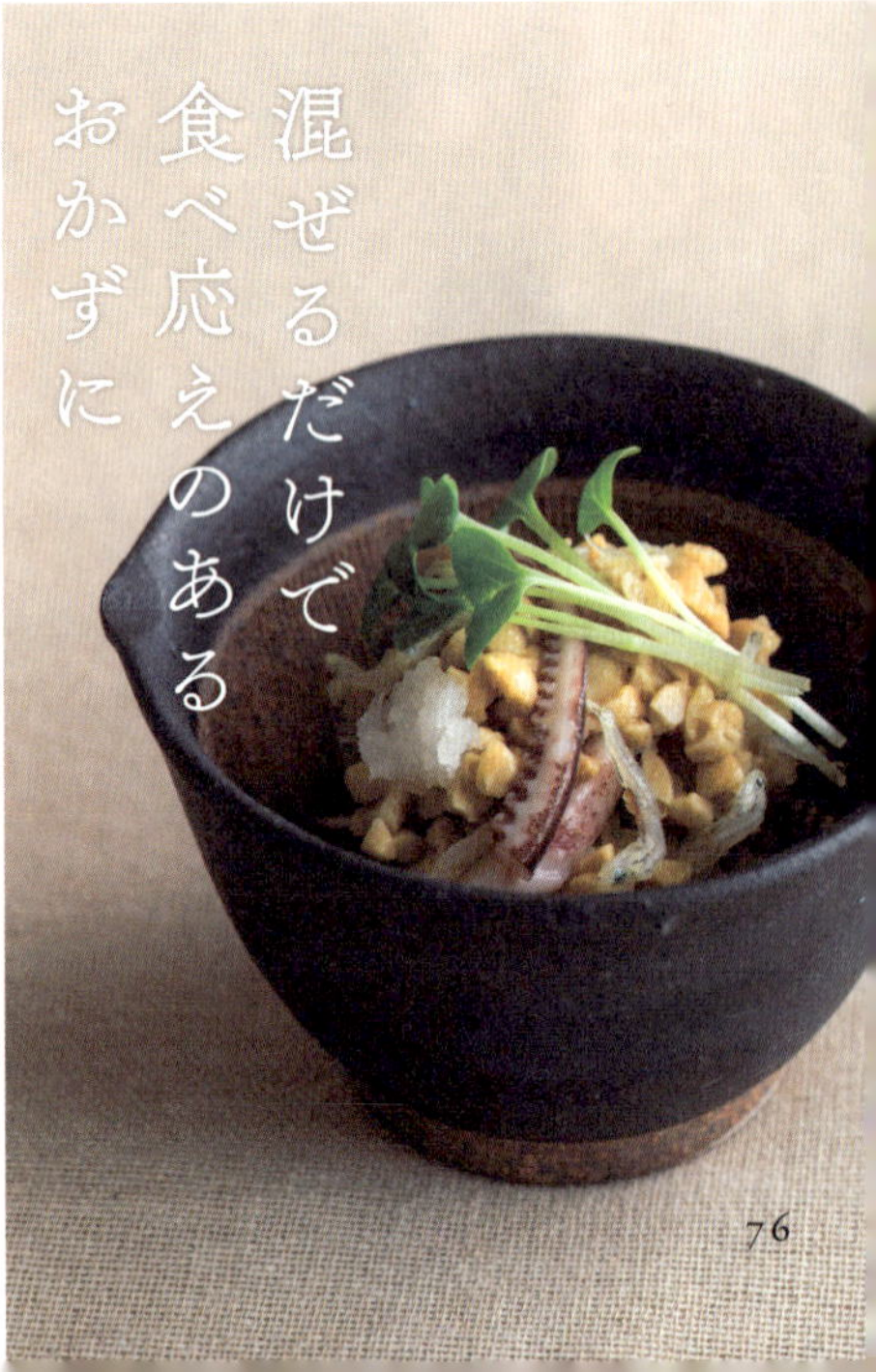

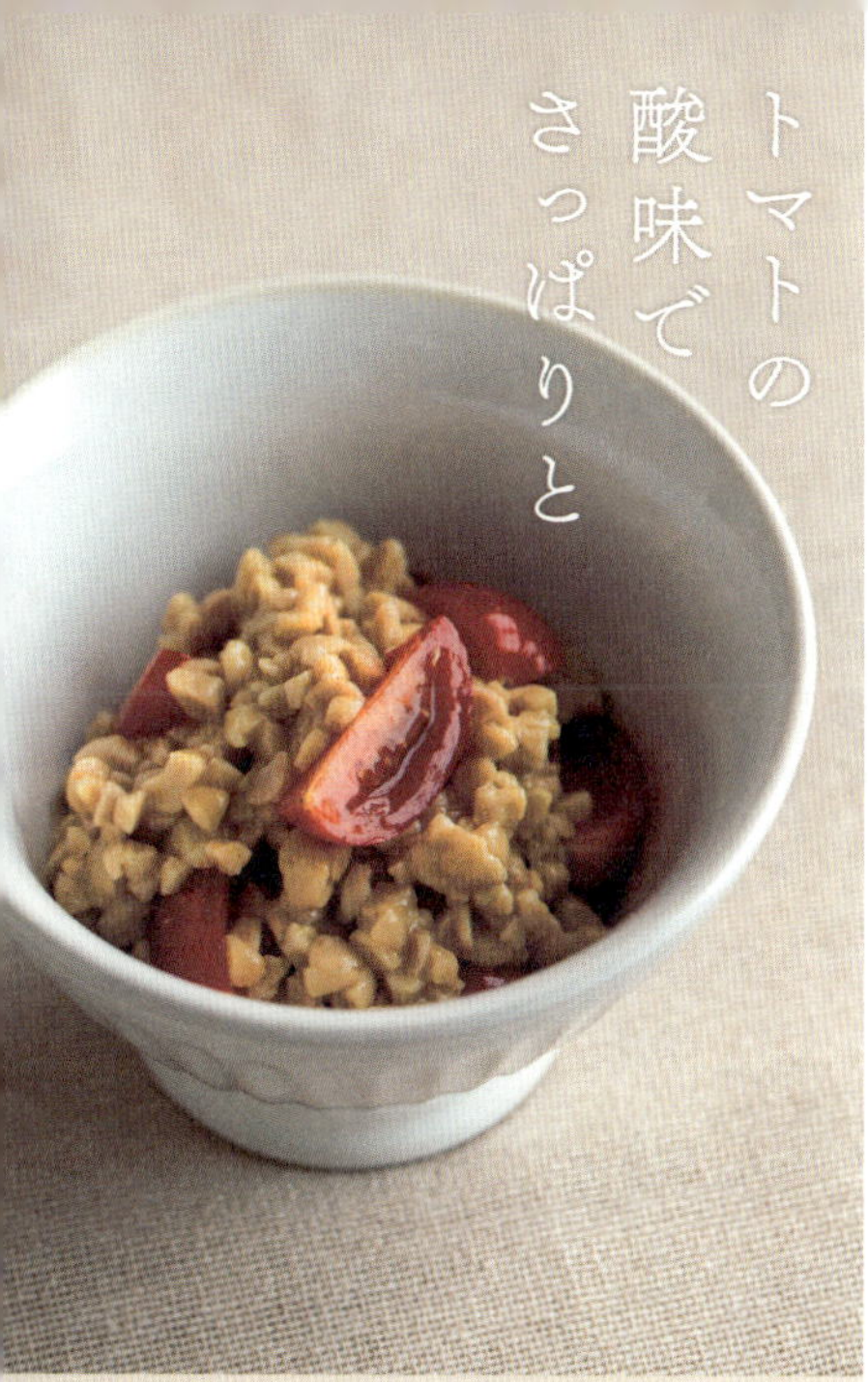
トマトの
酸味で
さっぱりと

Recipe

トマト酢納豆

エネルギー：90kcal

【材料と作り方】2人分

・ひきわり納豆……2パック
・ミニトマト……4個
・酢……大さじ1/2
・付属のたれ・からし……1パック分

1. ミニトマトはヘタを取り4等分に切る。
2. ボウルに材料を全て入れ混ぜ合わせた後、器に盛る。

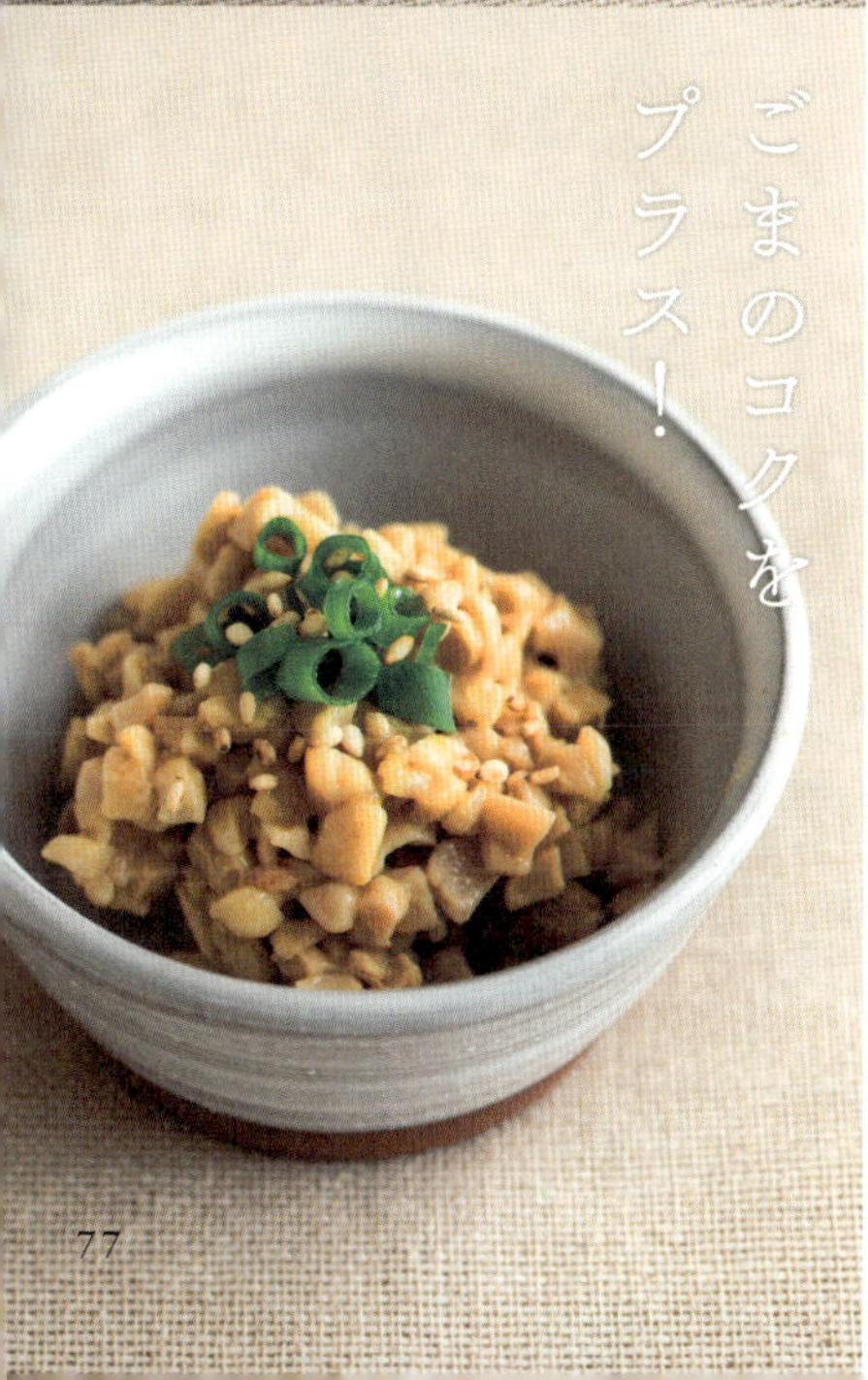
ごまのコクを
プラス！

Recipe

こっくりごま納豆

エネルギー：100kcal

【材料と作り方】2人分

A
ひきわり納豆……2パック
白練りごま……小さじ1
付属のたれ……2パック分

・小ねぎ、白ごま……適宜

1. ボウルに**A**を全て入れ混ぜ合わせた後、器に盛る。
2. 小口切りにした小ねぎと白ごまを散らす。

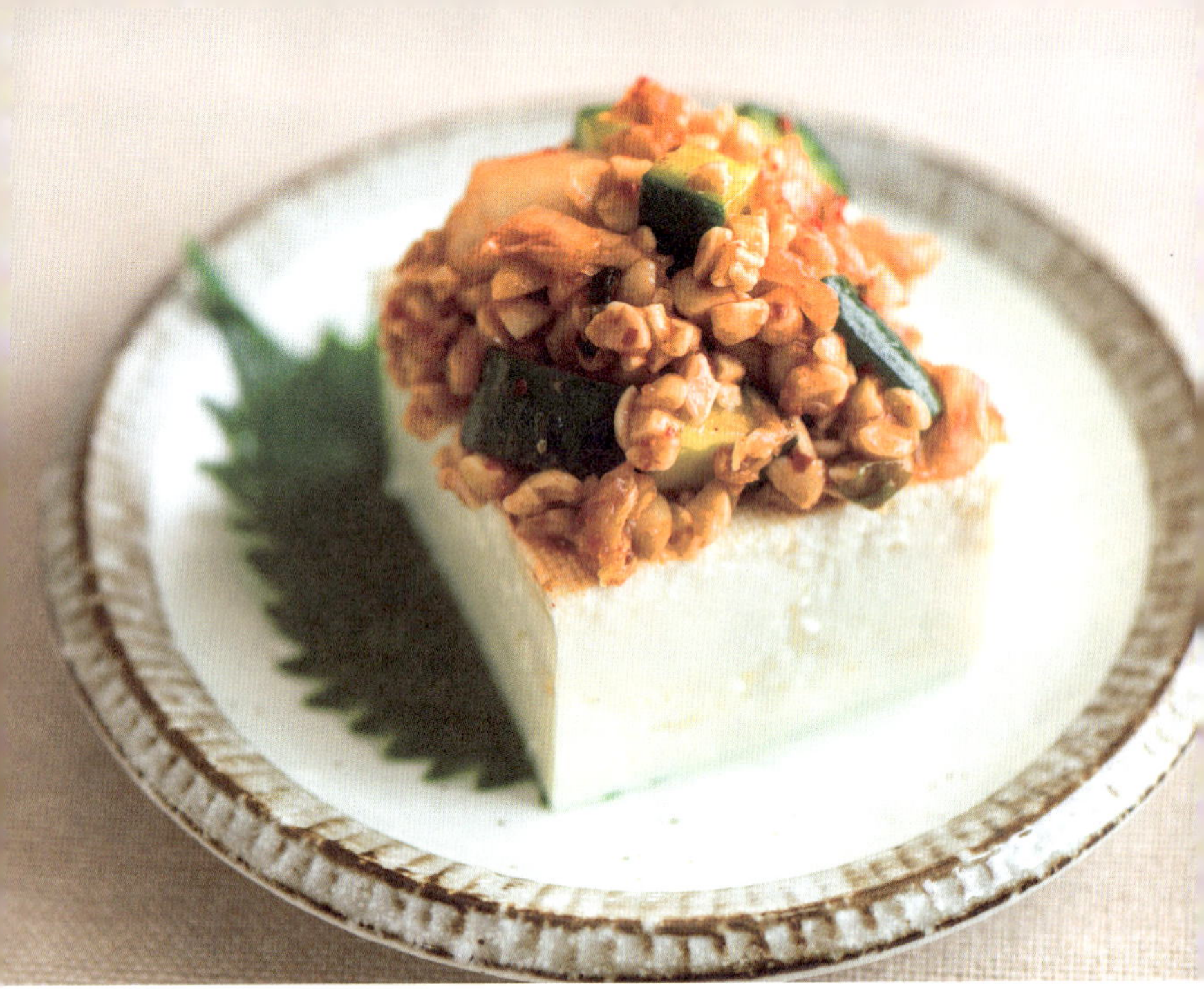

豆腐＋納豆のダブル大豆でタンパク質強化

Recipe

キムチきゅうり納豆豆腐

エネルギー：175kcal

【材料と作り方】2人分

・ひきわり納豆……1パック
・白菜キムチ……50g
・きゅうり……1/4本
・木綿豆腐……200g
・ごま油……小さじ1/2
・大葉……2枚

1. 白菜キムチは食べやすい大きさに切る。きゅうりは縦半分にした後1cm角に切る。
2. **1**とひきわり納豆、ごま油を混ぜ合わせる。
3. 器に大葉を敷き、豆腐をのせ**2**を上に盛る。

Point **キムチは白菜の他、大根を刻んで混ぜると食感が増しておいしい。**

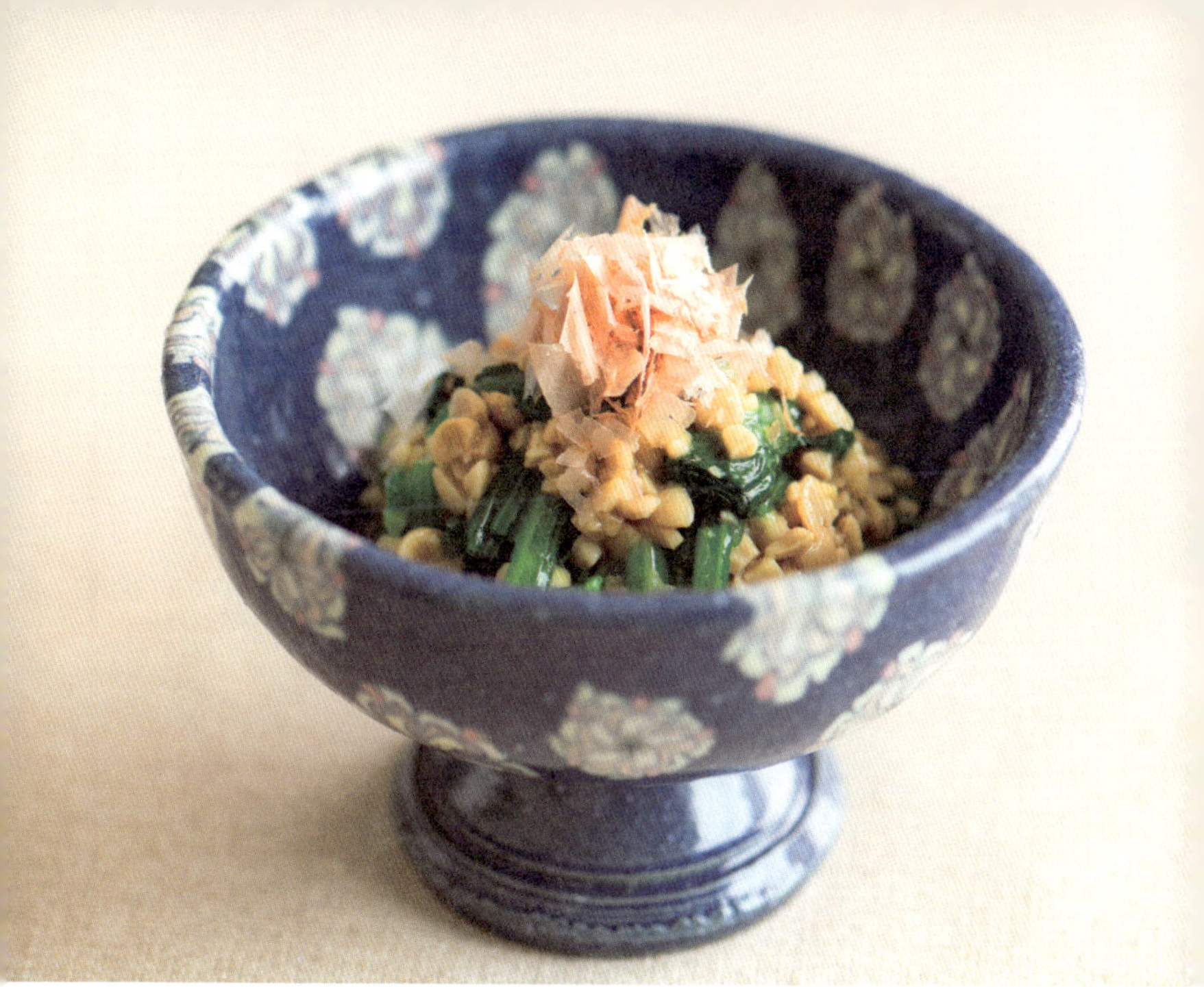

有り合わせの
青菜なら
なんでもOK

Recipe

納豆と青菜のポン酢和え

エネルギー：90kcal

【材料と作り方】2人分

・ひきわり納豆……2パック
・ほうれん草……2株
・ポン酢……小さじ2
・付属のからし……2パック分
・かつお節……適宜

1. ほうれん草は塩ゆでし、水気を絞り3cmの長さに切る。
2. ひきわり納豆、**1**のほうれん草、ポン酢と付属のからしを混ぜ合わせて器に盛り、かつお節をかける。

Point **ほうれん草以外にも、春菊や小松菜、大根やかぶの葉などで作っても。**

食物繊維おかずをつくりおきにする

時間経過で
減らない栄養だから…
つくりおきが便利

食物繊維の摂取量の目安は、男性が1日20g以上、女性は1日18g以上が摂取目安だが、現代は不足しがち。食物繊維が豊富な野菜や豆、海藻や乾物類などは、下ごしらえが必要なものが多く、都度、イチから作るのは負担が大きいのも不足する原因の一つ。そこで、お勧めしたいのが、多めに作ってつくりおきにする習慣。食物繊維はビタミンと違って時間経過でその量が減ることはないのがいいところ。お弁当のおかずにも活用できるうえ、糖質の多いご飯に混ぜれば、糖質オフにも役立つ。

血糖値上昇を
緩やかにする

食後高血糖はさまざまな健康被害をもたらすので「ベジファースト」で緩やかな上昇を目指したい。食物繊維おかずから箸をつければ、食後高血糖の上昇を効果的に抑制してくれる。

食べる整腸剤で
うつリスクも低減

食物繊維は腸内の善玉菌繁殖をサポートして、腸内環境を整える働きをする。腸内環境が整うことで、うつなど精神疾患のリスクが軽減されることも分かってきた。もちろん、肥満や糖尿病、アレルギーなどの軽減にも役立つ。

Point

食物繊維リッチな4大食品を常備する！

週末のまとめ買いのリストに入れておきたい、食物繊維豊富な食材ベスト4。日持ちも悪くないので、たっぷり買ってたっぷりつくりおきをしたい。

❶ きのこ類

きのこ特有の成分である多糖類の「キノコキトサン」は、余分な脂肪の吸収にも役立つ。また、まいたけに含まれる多糖類の一種「αグルカン」には、血糖値の降下作用も！　きのこは洗うと風味が損なわれるのでそのまま調理しよう。

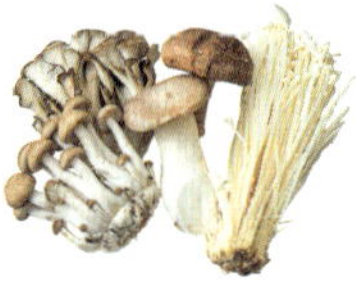

❷ 切り昆布

昆布は総重量の6割が食物繊維という日本が誇る腸活食材。うまみのもとであるグルタミン酸もたっぷりだからどんなおかずもおいしくしてくれる。あえるだけ、漬けるだけで使える、使い勝手の良い切り昆布がお勧め。ただし、とり過ぎは甲状腺の働きを低下させるので要注意。

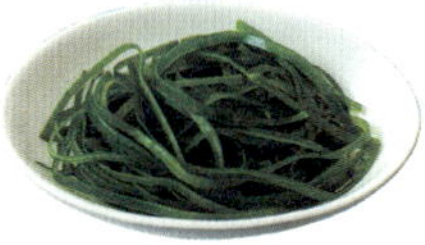

❸ 豆

食物繊維はもちろん、タンパク質やビタミンB群、各種ミネラルもとれる栄養価の高さが魅力。乾燥豆は浸水など下処理がハードルを上げるが、缶詰ならそのまま食べることも調理に使うこともできるので◎。

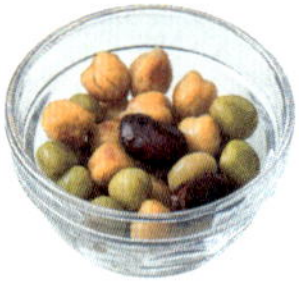

❹ 切り干し大根

不溶性の食物繊維の宝庫。大根を天日干しすることで、カルシウム、ビタミンB群、鉄分もパワーアップしている。独特の歯応えでかむ回数が増え、満腹感が得られるのでダイエットにも役立つ。白い色は新鮮な印。黄色くなる前に調理しよう。

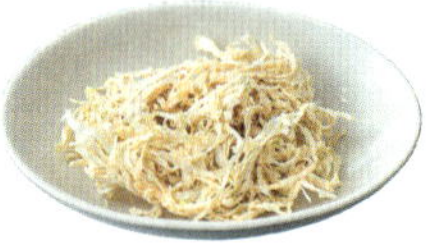

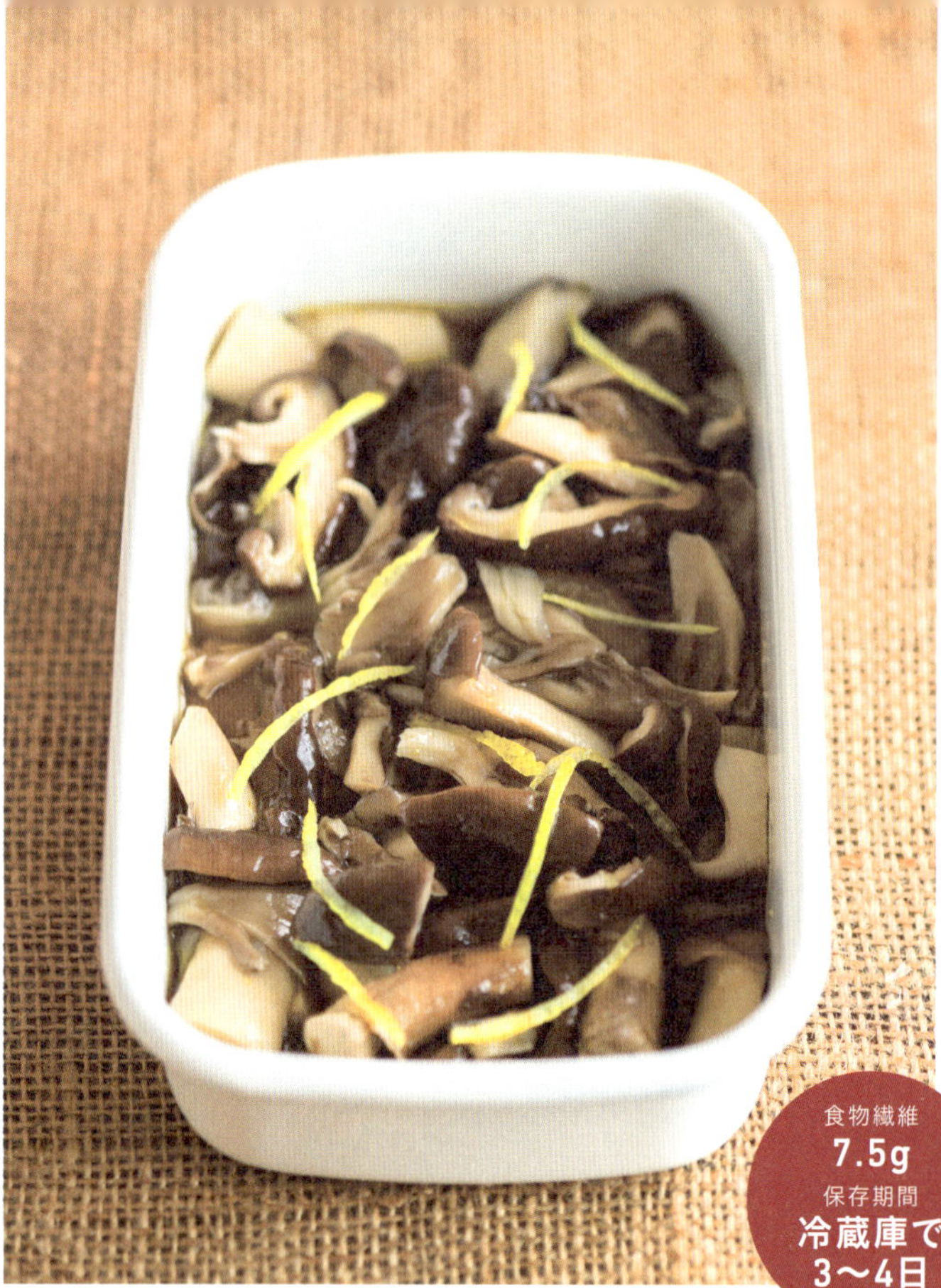

食物繊維
7.5g
保存期間
冷蔵庫で
3〜4日

好みのきのこ、2〜3種類組み合わせるのがコツ

Recipe

3種のきのこの柚子こしょうマリネ

エネルギー：291kcal

【材料と作り方】つくりやすい分量

- しいたけ、まいたけ、エリンギ
  ……きのこ類は合わせて200g
- 酒……大さじ1

A
- オリーブオイル……大さじ2
- 酢……大さじ2
- ゆず果汁……小さじ2
- しょうゆ……小さじ2
- ゆずこしょう……小さじ1/2

1. しいたけは石突きをとって薄切り、まいたけは石突きを取り手でほぐし、エリンギは縦に4等分に切る。
2. 1を耐熱容器に入れて酒をふり、ふんわりとラップをして600wの電子レンジでしんなりするまで2分ほど加熱。
3. Aを混ぜ合わせて2に加え、全体をあえてから容器で保存する。あればゆずの皮の千切りをのせる。

パリパリの食感で箸が進む

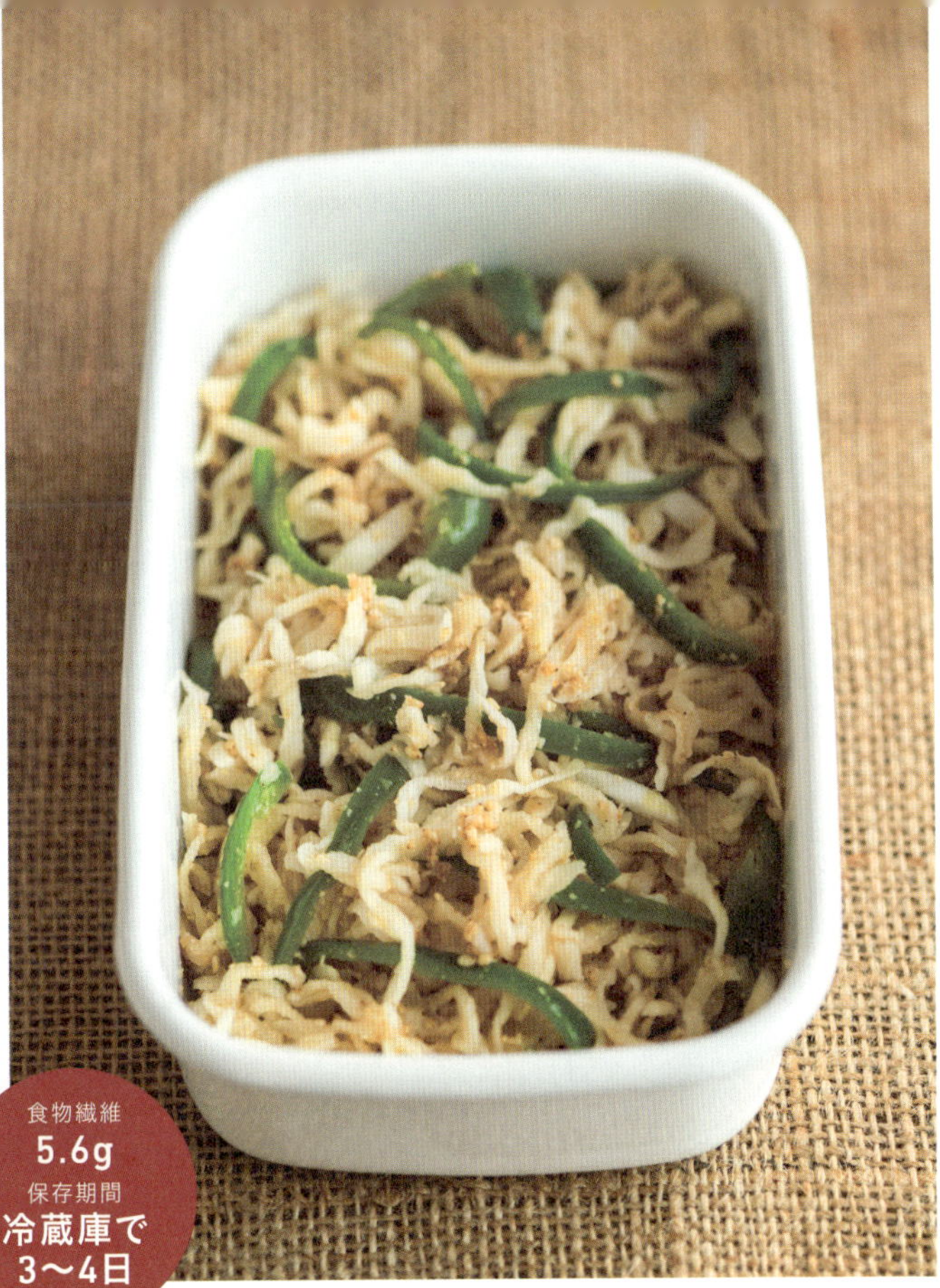

食物繊維
5.6g
保存期間
冷蔵庫で
3〜4日

Recipe

切り干し大根のごま酢あえ

エネルギー：158kcal

【材料と作り方】作りやすい分量

- 切り干し大根……20g（乾燥重量）
- ピーマン……1個
- A
  - 酢……大さじ1
  - 水……大さじ1
  - しょうゆ……小さじ1
  - すりごま……大さじ1
  - 砂糖……小さじ1
  - ごま油……小さじ1

1. 切り干し大根はたっぷりの水で戻し、熱湯でさっとゆで水気を絞る。ピーマンは縦半分に切って種とヘタをとって千切りにし、塩を加えたお湯で湯通しする。
2. ボウルで**A**を混ぜ合わせ、**1**を加えてさらに混ぜたら、容器に入れて保存する。

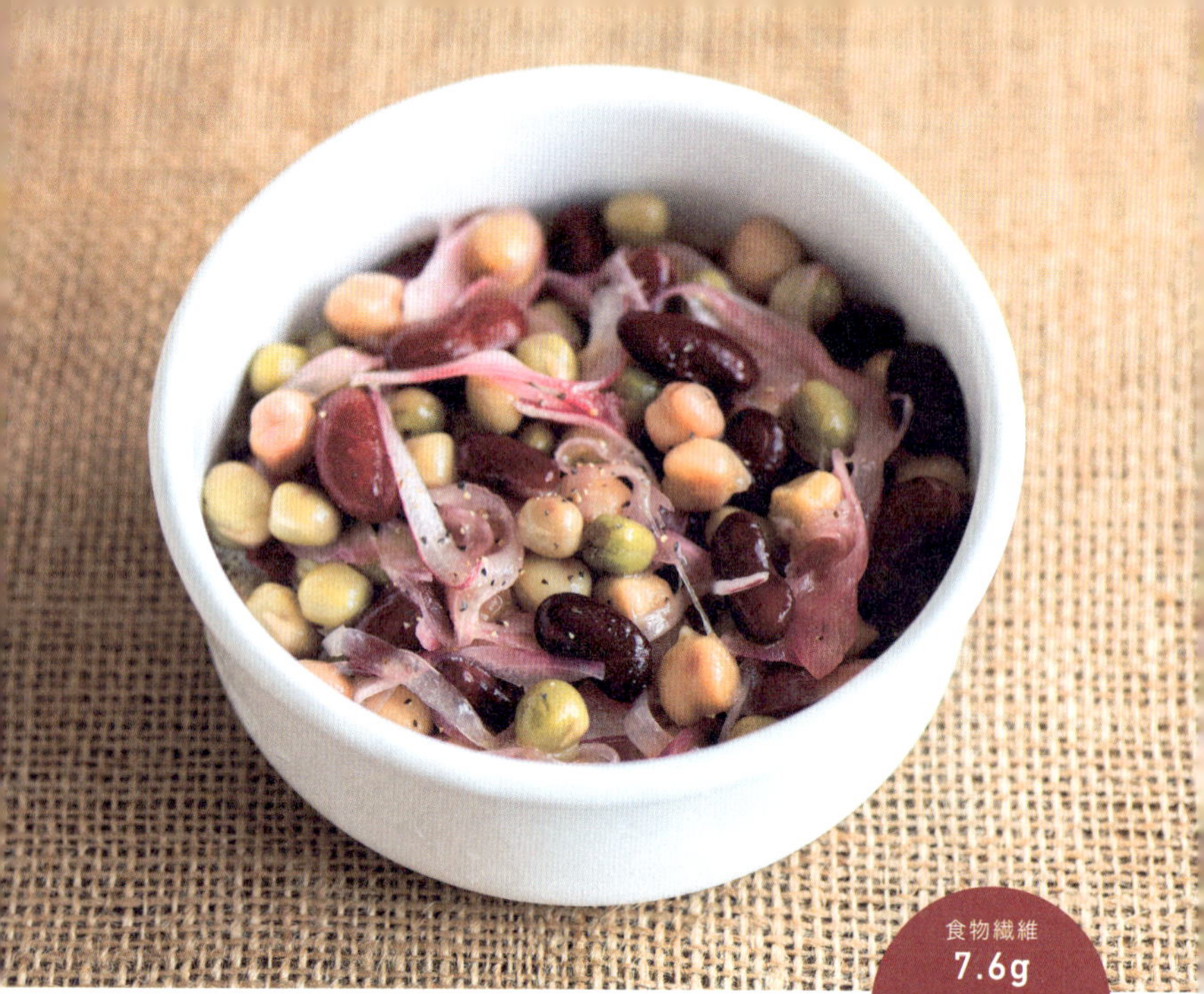

食物繊維
7.6g
保存期間
冷蔵庫で
3〜4日

缶詰だから
下ごしらえなしで
混ぜるだけ！

Recipe

カラフルビーンズサラダ

エネルギー：283kcal

【材料と作り方】作りやすい分量

- ミックスビーンズ（缶詰）……100g
- 赤玉ねぎ……1/4玉
- A
  - オリーブオイル……大さじ1
  - レモン汁……大さじ1
  - 酢……大さじ1
  - 砂糖……小さじ1/2
  - 塩・こしょう……各少々
- パセリ……適量

1. 赤玉ねぎはスライスして水にさらす。
2. Aを混ぜ合わせ、刻んだパセリを加える。
3. 2に水気を切った赤玉ねぎとミックスビーンズを加え、1時間以上なじませる。容器に入れて保存する。

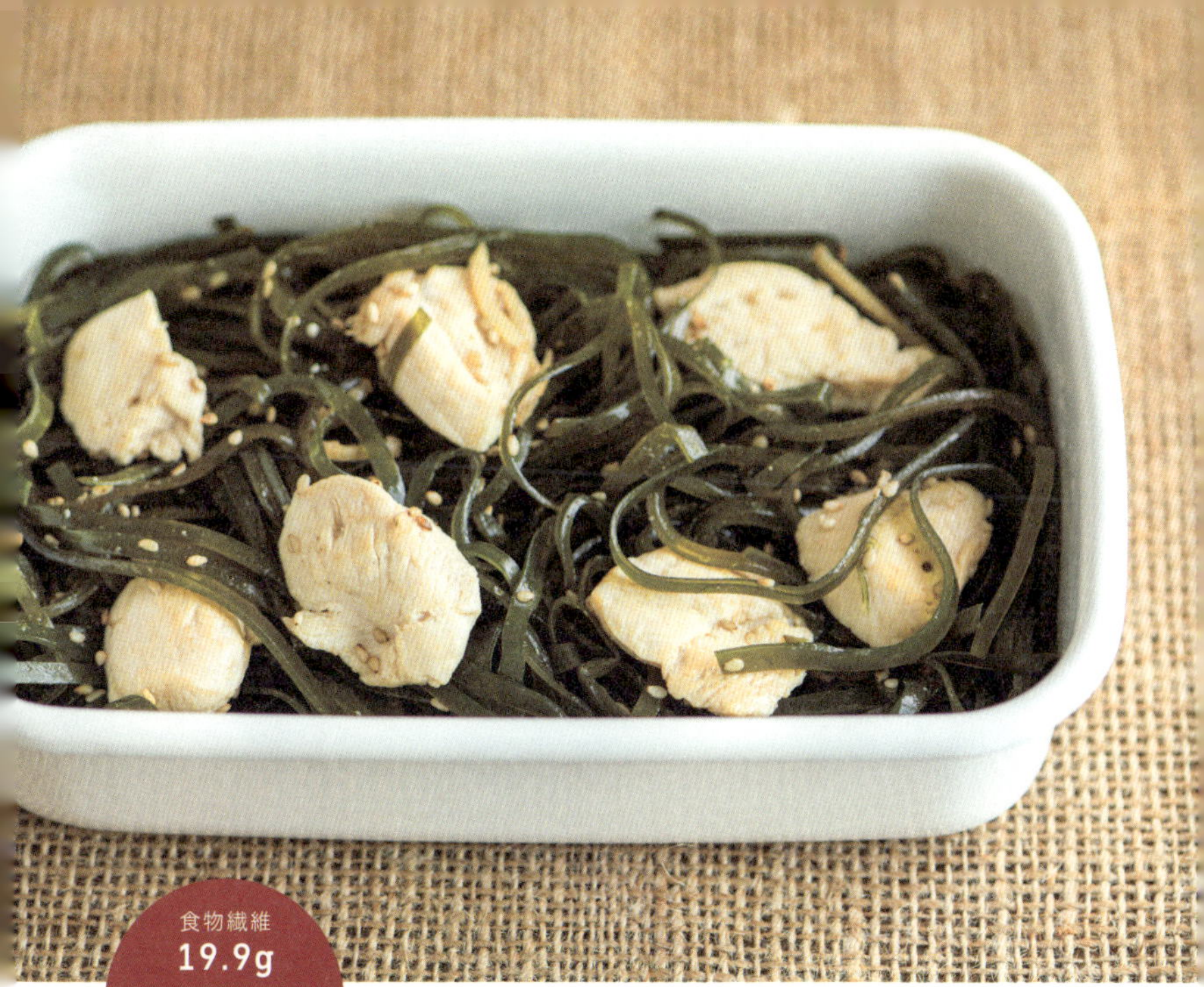

食物繊維
19.9g
保存期間
冷蔵庫で
2〜3日

昆布の
うまみが染みた
ささみが美味

Recipe

切り昆布と鶏ささみの炒め物

エネルギー：343kcal

【材料と作り方】作りやすい分量

- 鶏ささみ……2本
- 切り昆布……150g
- ショウガ（千切り）……5g
- 酒……小さじ1
- ごま油……大さじ1/2
- みりん……大さじ1
- しょうゆ……大さじ1
- 白いりごま……小さじ1

1. 鶏ささみは筋を取りそぎ切りにし、酒を振りかける。
2. フライパンにごま油とショウガを入れて中火にかけ、温まったら鶏ささみを入れ炒める。
3. 鶏ささみに火が通ったら切り昆布を加え炒める。
4. 切り昆布がしんなりしてきたら、みりん、しょうゆの順に回し入れ、全体に絡ませるように炒め、最後に白いりごまを加える。容器に入れて保存する。

週の半分は魚を食べる

月・水・金は
魚の日に

体の炎症を抑制し、血管や神経を健全に保ち、脳内の神経伝達物質のやりとりをスムーズにするDHA、EPAを豊富に含む魚は毎日食べたい「投資」食。最近は食卓にのる機会が徐々に減ってきているが、せめて週に半分は1日1回、食べることをマストにしよう。水銀など有害金属の暴露を考慮すれば、マグロなどの大型魚類は控えめに、暴露のリスクが少ない海面近くに生息する青魚の頻度を高くとるのがベスト。

青魚は
ビタミンDサプリ

人の体の中で効率的に働く動物由来のビタミンD３が豊富なのが、青魚や鮭。ビタミンDは体の炎症を防いでアレルギーを抑制し、骨を強くする重要なビタミン。インフルエンザなどウイルスの感染予防効果も持ち、さらにはがんの発症を抑制する研究も昨今、進んでいる。推奨する1日の摂取目安は男女共に25〜125μg（1000〜5000IU）。

炎症を防いで
若さを保つ

DHA、EPAなどのオメガ３系脂肪酸は「血管・血液のお薬」ともいわれる栄養素。血液をサラサラにして血栓を作りにくくし、動脈硬化の発生を抑制。さらに、オメガ３脂肪酸の摂取は炎症反応を抑制する効果があることが分かっている。この抗炎症作用は脳の神経細胞にも働き、アルツハイマー型認知症やうつ病の発症抑制効果も期待される。

Point

「魚の調理は面倒!」を解決する3つのコツ

魚離れの原因に「さばくのが面倒」「生ごみが出るから」という難点がある。そこで、忙しいビジネスパーソンでも気軽に魚食が楽しめる3つのコツをご紹介。

❶ 缶詰を活用!

さばや鮭など、魚の水煮缶は、ふたを開けるだけですぐ食べられるのが便利な魚のファストフード。オメガ3系脂肪酸やタンパク質が手軽にチャージできる。そのまま食べても、89ページのように簡単にアレンジしてもいい。常備しておくと便利。

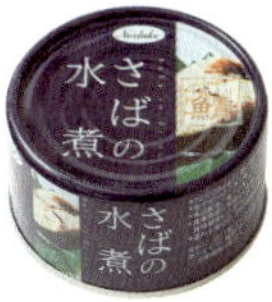

❷ 切り身を買う

さばいたり生ごみの処理が苦手なら「魚を買うときは切り身だけ」と決めてしまえば問題ない。ぶり、鮭、かつお、たらなど、季節の魚であれば、切り身も十分おいしい。また、刺身を買えばお皿にのせるだけで食べられるからもっと手軽。切り身を買うときは、皮にしわがなく、ぴんと張りがある新鮮なものを選ぼう。

❸ お店でさばいてもらう

生ごみを出さない一番いい方法は、お店でさばいてもらうこと。鮮魚店だけでなく、大型スーパーでも鮮魚コーナーでお願いすれば、プロが短時間で、きれいにさばいてくれる。しかも無料だから、頼まない手はない。鮮魚コーナーのサービスが行き届いた行きつけのお店を見つけておくと◎。

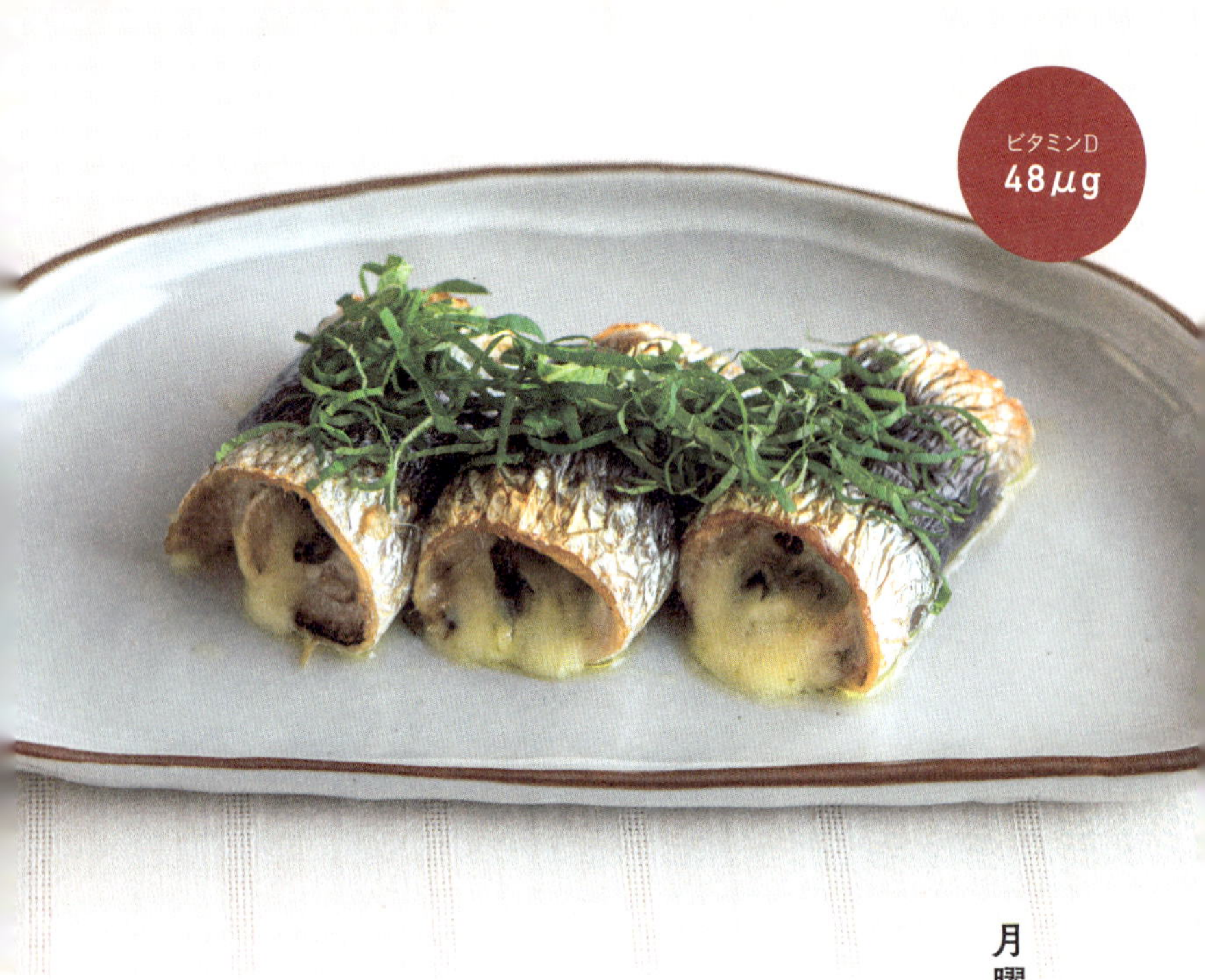

月曜日は…

トースターで
8分で完成

Recipe

いわしのしそロール

エネルギー：325kcal

【材料と作り方】2人分

- いわし……6尾
- スライスチーズ……2枚
- 大葉……6枚
- 酒……小さじ2
- 大葉の千切り（飾り）

Point 魚の大きさや身の厚さによって加熱時間やチーズの量の調整を。さんまやあじなど、他の青魚でも代用可能。旬の魚で作れる。

1. いわしは手開きにして中骨をとり、酒をふる。スライスチーズは3等分に切る。
2. いわしの皮目を下にし、チーズ・大葉の順にのせて巻く（つまようじで固定してもOK）。
3. 巻き終わりを下にし、アルミホイルにのせ、トースターで5分加熱、裏返してさらに3分加熱する。
4. 器に盛り、大葉の千切りをのせる。

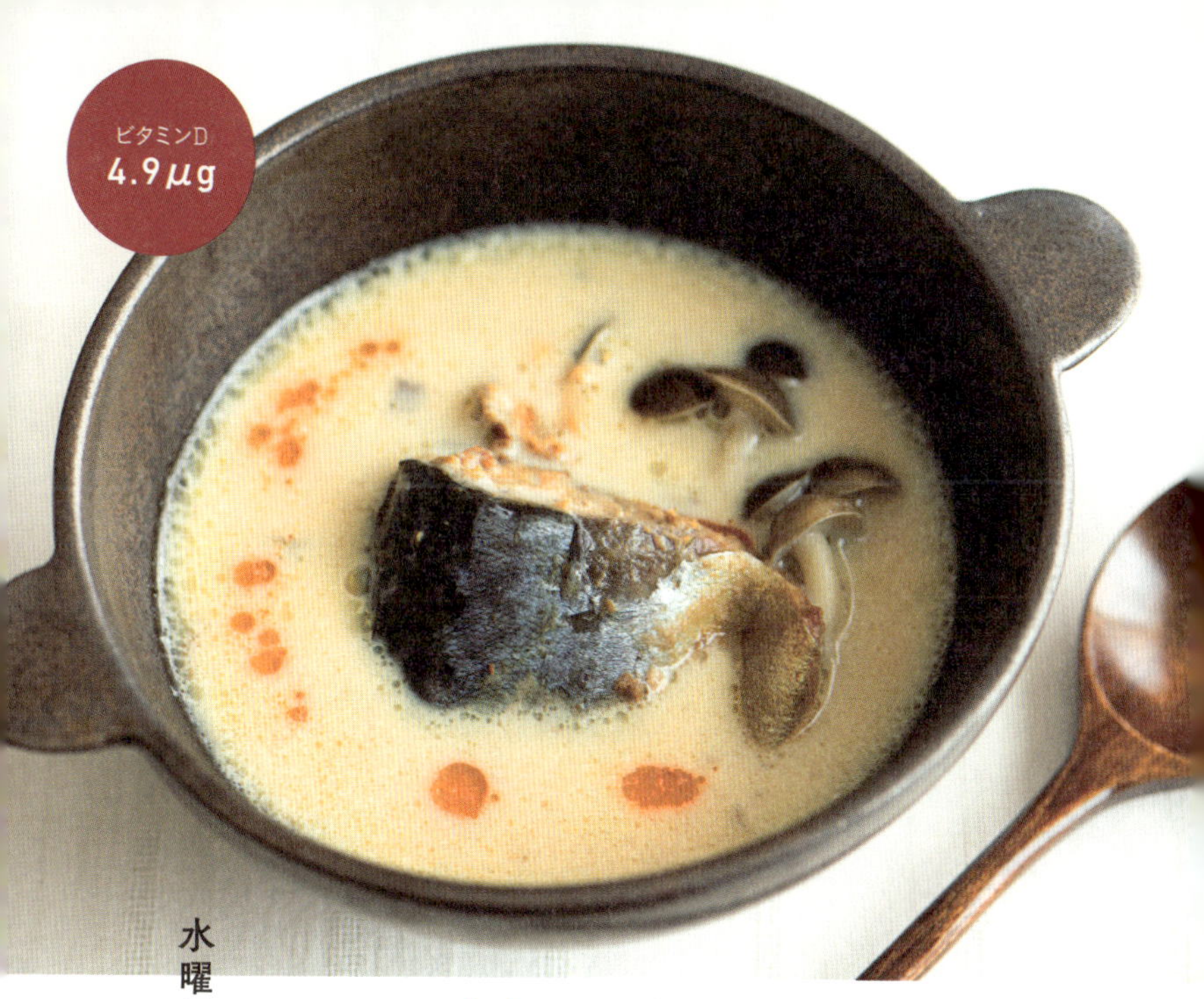

水曜日は…

さば缶を汁ごと使う 栄養満点スープ

Recipe

さばみそ豆乳スープ

エネルギー：245kcal

【材料と作り方】2人分

・さばのみそ煮缶……1缶
・しめじ……1/2パック
・豆乳……150ｃｃ
・水……150ｃｃ
・ラー油……少々

1.しめじは石突きをとり手でほぐす。
2.小鍋に水としめじを入れてふたをし、弱火でしめじに火が通るまで5分ほど加熱する。
3.さばのみそ煮缶を汁ごと加え弱火で5分加熱し、最後に豆乳を加え温める。
4.器に盛り、お好みでラー油をかける。

Point さば缶は塩分がメーカーによって違うので、味が薄過ぎるときはみそを入れて調整を。味をみながら少しずつ、が失敗しないコツ。

金曜日は…

ビタミンD
6.2μg

ひと皿で野菜と魚がたっぷりとれる

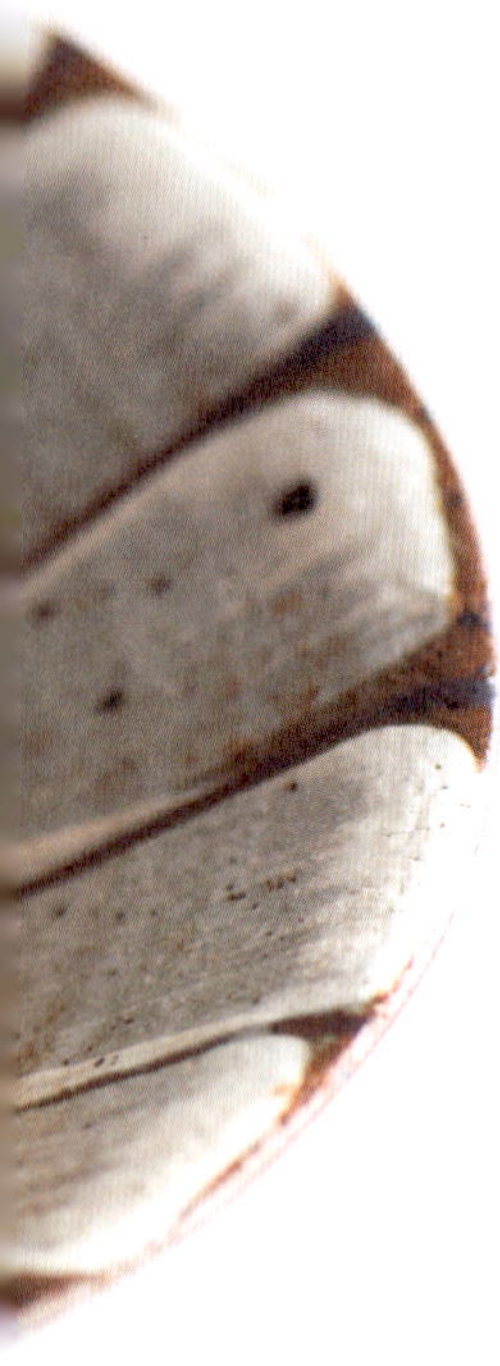

Recipe

あじの南蛮漬け

エネルギー：287kcal

【材料と作り方】2人分

・あじ……2尾
・玉ねぎ……1/2玉
・パプリカ（赤・黄）……各1/4個

A
だし汁……150cc
しょうゆ……大さじ2
みりん……大さじ2
砂糖……大さじ1

・酢……40cc
・片栗粉……大さじ1
・揚げ油……適量
・小ねぎ……適量

1. 玉ねぎは薄切り、パプリカは細切りにし、保存容器に入れる。
2. 小鍋に**A**を入れ弱火にかけ、砂糖が溶けたら**1**の保存容器に移し、酢を加える。
3. あじは3枚におろし、食べやすい大きさに切る。ポリ袋に片栗粉と切ったあじを入れ、全体にまぶす。
4. 170度の油で**3**を揚げ熱いうちに**2**に漬ける。

Point **あじは刺身か切り身を使うと、さばく手間が省ける。白身魚で作ってもおいしい。**

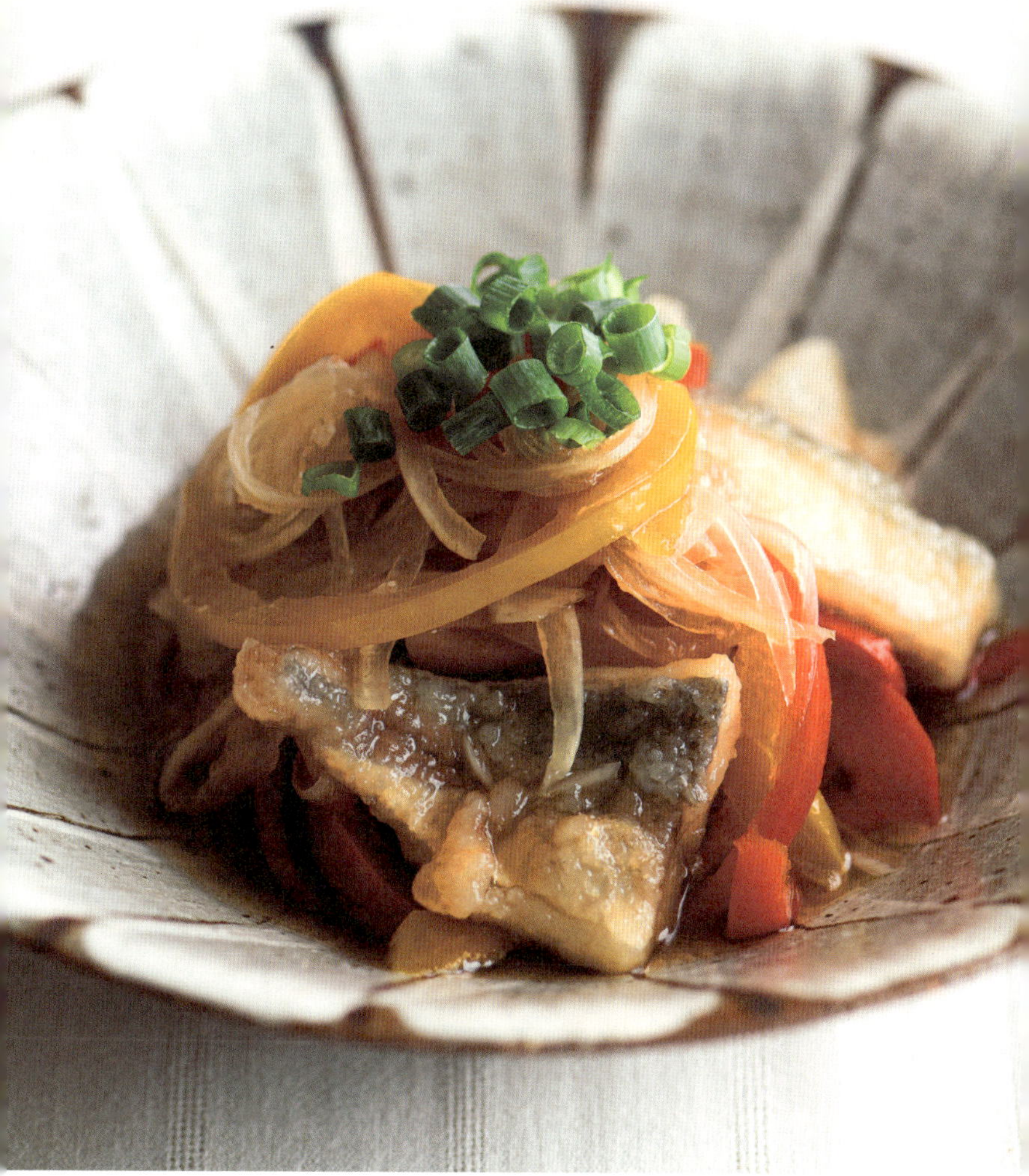

投資4

野菜は1日4色以上食べる

野菜の抗酸化パワーは、さまざまな色素成分「ポリフェノール」が源。野菜によってポリフェノールの種類や働きには違いがあり、複数を組み合わせてとることでパワーアップするため、野菜摂取の目安は「1日4色以上」と考えるといい。ここでは、1品で4色の野菜がとれるレシピを紹介。野菜不足が気になった日の一発逆転レシピとして活用を。

野菜や果物など7種の色を持つ
【レインボーフード】

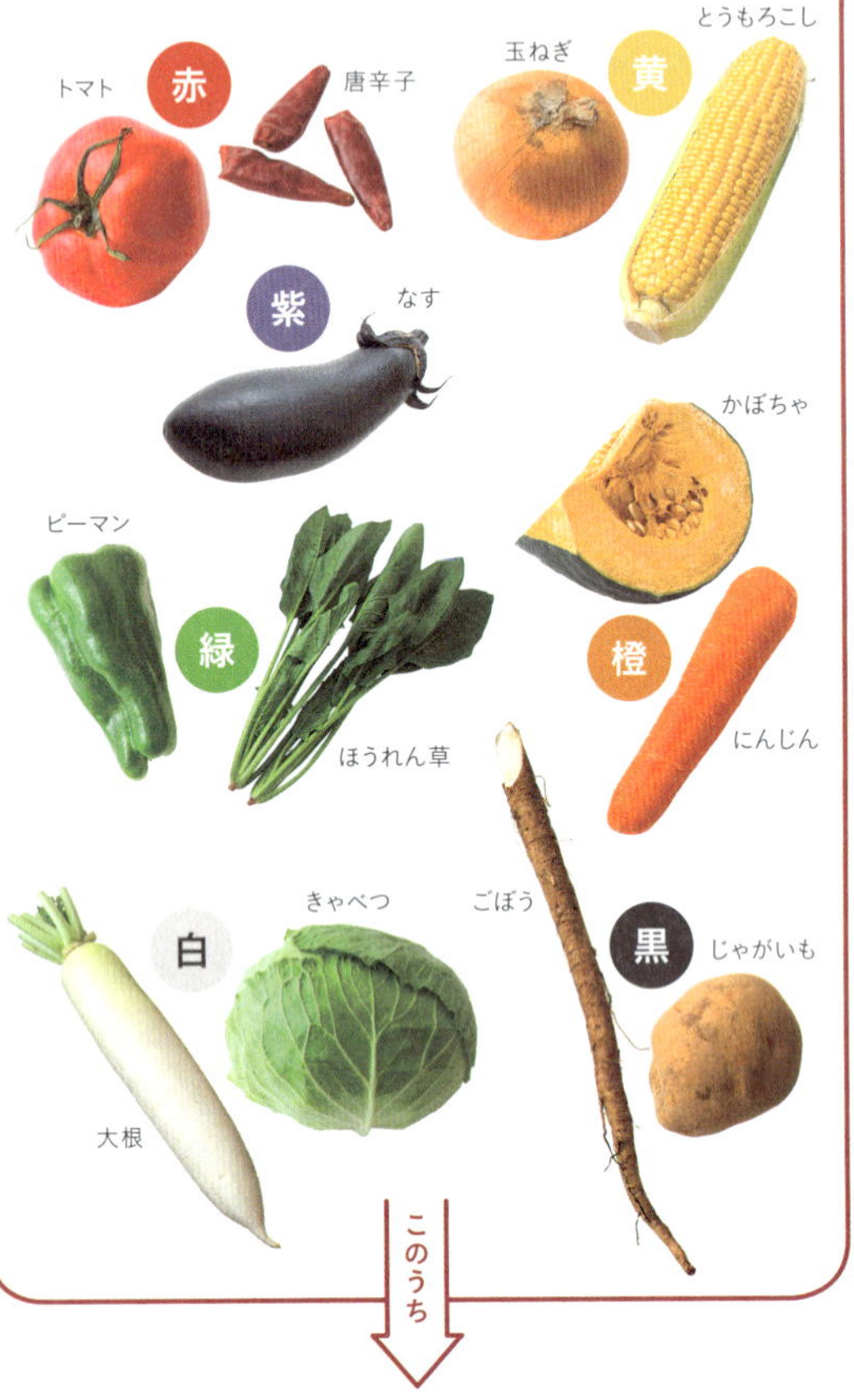

1日の中で4色以上
食べるのがマスト！

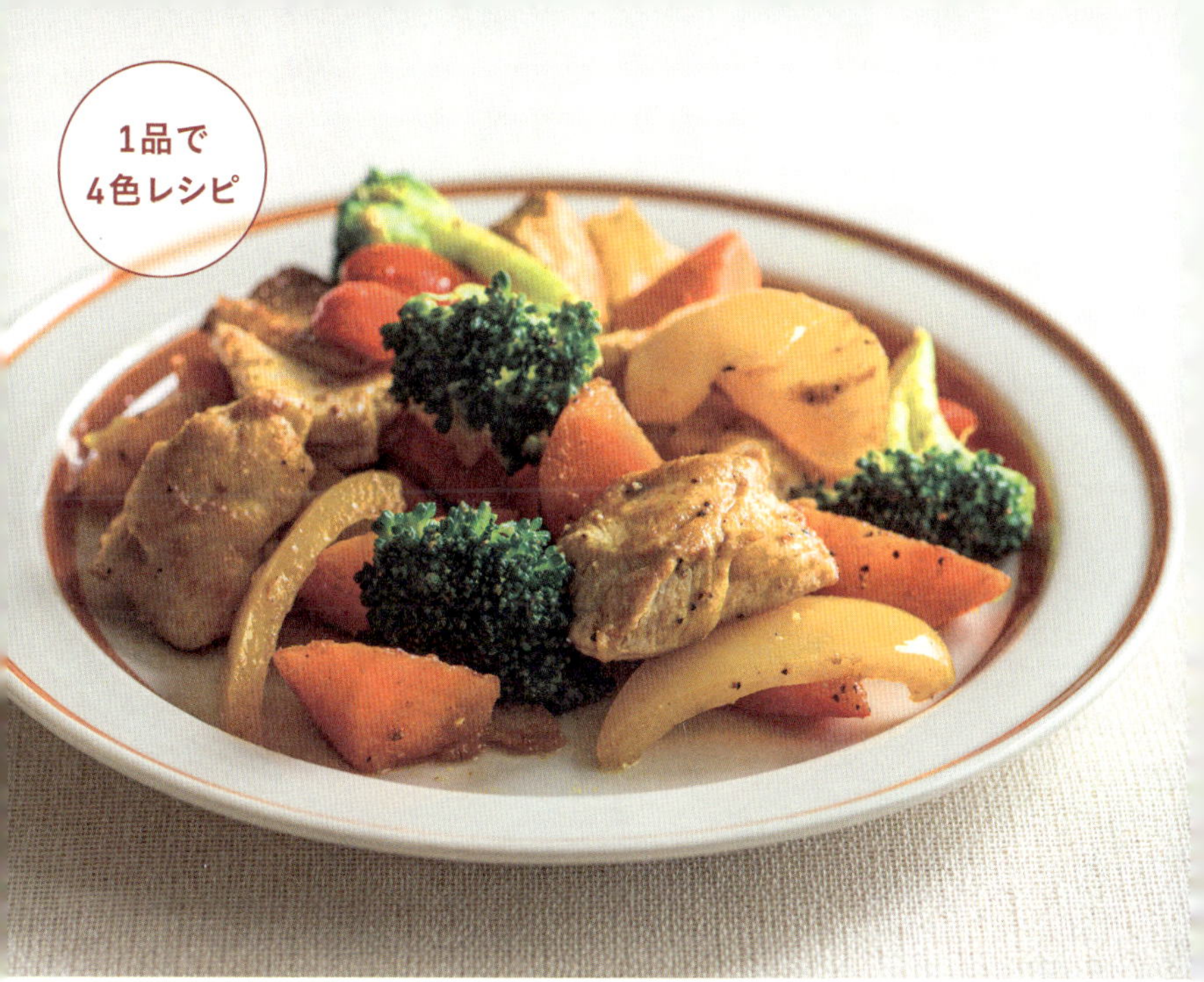

彩り豊かな
ボリュームメニュー

Recipe

鶏肉と彩り野菜のカレー炒め

エネルギー：229kcal

【材料と作り方】2人分

・鶏もも肉……150g
・パプリカ（赤・黄）……各1/2個
・ブロッコリー……4～5房
・にんじん……1/2本
・にんにく（スライス）……1片
・オリーブオイル……大さじ1/2

A
- カレー粉……小さじ1
- 塩……小さじ1/2
- 黒こしょう……少々

1. 鶏もも肉は2cm角に切り塩・こしょう（分量外）で下味を付ける。種を取ったパプリカとにんじんはひと口大の乱切りにする。ブロッコリーは小房に分ける。にんじんとブロッコリーは塩（分量外）を加えたお湯で固めにゆでておく。
2. フライパンにオリーブオイルとスライスしたにんにくを入れ弱火にかけ、香りがたったら中火で鶏もも肉を加え炒める。
3. 1の野菜を加えAで味を調える。

Point **冷めてもおいしいのでお弁当のおかずにも◎。カットしたにんじんは事前に電子レンジでチンしておくと時短に。**

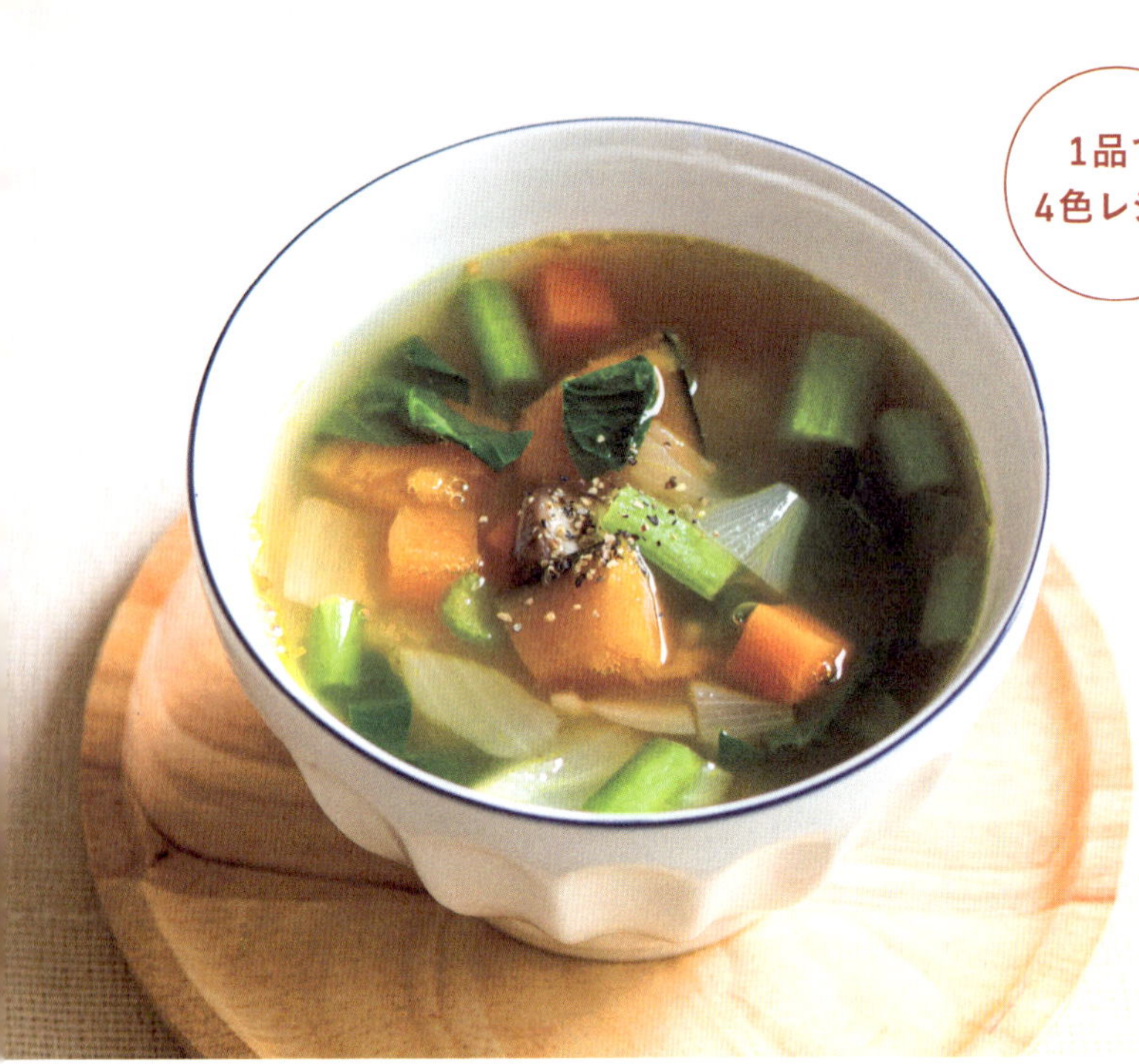

1品で
4色レシピ

うまみになるきのこを
足すのがコツ!

Recipe

彩り野菜スープ

エネルギー:73kcal

【材料と作り方】2人分

- 玉ねぎ……1/2個
- にんじん……1/2本
- しいたけ……2枚
- かぼちゃ……30g
- 小松菜……2株
- オリーブオイル……小さじ1
- ショウガ(みじん切り)……5g
- A 水……500cc
  鶏がらスープの素……小さじ2
  塩・黒こしょう……各少々

1. 玉ねぎ、にんじん、しいたけは1cm角に切る。かぼちゃは小さめのひと口大に切る。小松菜は2〜3cmの長さに切る。
2. 鍋にオリーブオイルとショウガを入れ弱火にかけ、香りがたったら玉ねぎを加え中火で透き通るまで炒める。
3. かぼちゃ、にんじん、しいたけを加えさらに炒め、全体に油が回ったら**A**を加えふたをし、沸騰したら弱火で10分煮る。
4. 最後に小松菜を入れ2〜3分煮る。

Point **有り合わせの野菜なら何でもOK。スープにするとかさが減るのでたっぷり野菜が食べられる。根菜は軽く炒めると火の通りがよくなり、コクも増す。**

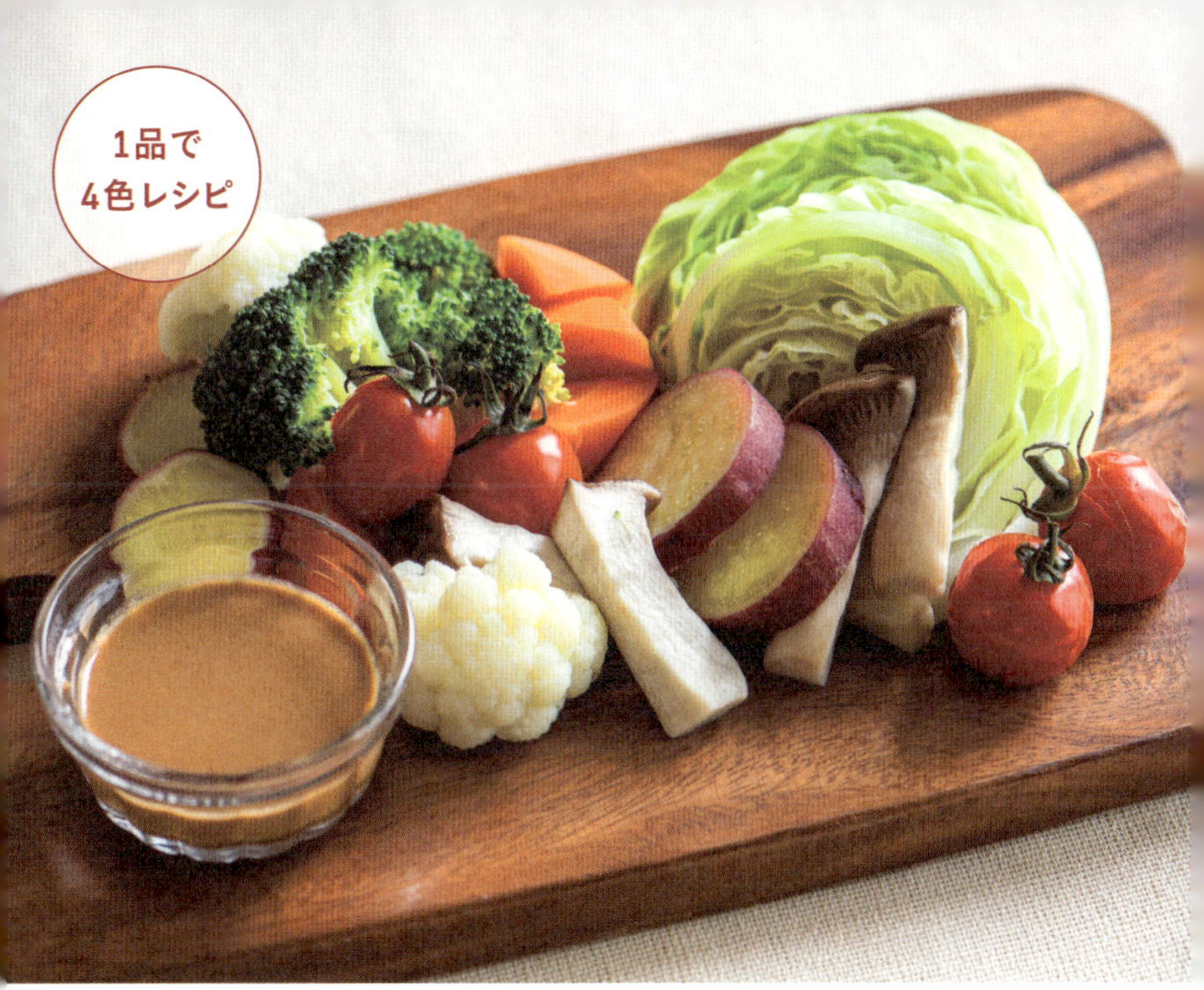

栄養損失が少ない「蒸し」野菜をたっぷり

Recipe

温野菜の練りごまポン酢添え

エネルギー：128kcal

【材料と作り方】2人分

・ブロッコリー……2房
・カリフラワー……2房
・エリンギ……1本
・にんじん……50g
・さつまいも……50g
・キャベツ……1/8個
・ミニトマト……4個

A ポン酢……大さじ2
練りごま……大さじ1

1.ブロッコリーとカリフラワーは小房に分ける。エリンギとにんじんは乱切り、さつまいもは1cm厚の半月切りにする。キャベツは芯をつけたまままさらに半分に切る。

2.蒸気が上がった蒸し器に入れ、野菜に火が通るまで5〜6分ほど蒸す。

3.大皿に2とミニトマトを盛り付ける。**A**を混ぜ合わせて小さい器に入れ、野菜に添える。

Point **野菜の大きさや好みの固さで蒸し時間を調節して。オリーブオイル＋塩でシンプルに味付けしてもおいしい。**

投資
5

ココナッツオイルを常備する

糖質制限のサポートに◎

糖質を控えると脂質の分解が進むため、その代謝物であるケトン体が作られやすくなる。このとき、ココナッツオイルをとれば、さらにケトン体の産生が進む。また、ココナッツオイルを摂取すると空腹感が抑制されるので、さほど糖質が欲しくなくなるのもメリット。

脳のコンディションアップに

ココナッツオイルを摂取すると、腸管から即血液中に吸収されて肝臓で代謝され「ケトン体」に変化することが分かっている。ケトン体は脳の神経細胞の効率良いエネルギー源となるため、摂取を習慣化したい。

免疫力アップ！

ココナッツオイルには「ラウリン酸」という中鎖脂肪酸の一種が50％含まれており、これが体内で抗ウイルスの成分に変化して天然の抗生物質として働く。感染症予防、免疫力アップ！

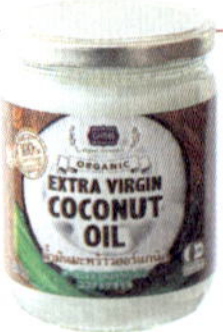

低温圧搾法（コールドプレス）で抽出したココナッツオイルを選ぶこと。高温抽出だと有害なトランス脂肪酸が混入してしまうことも。「エクストラバージン」の表記があればOK。

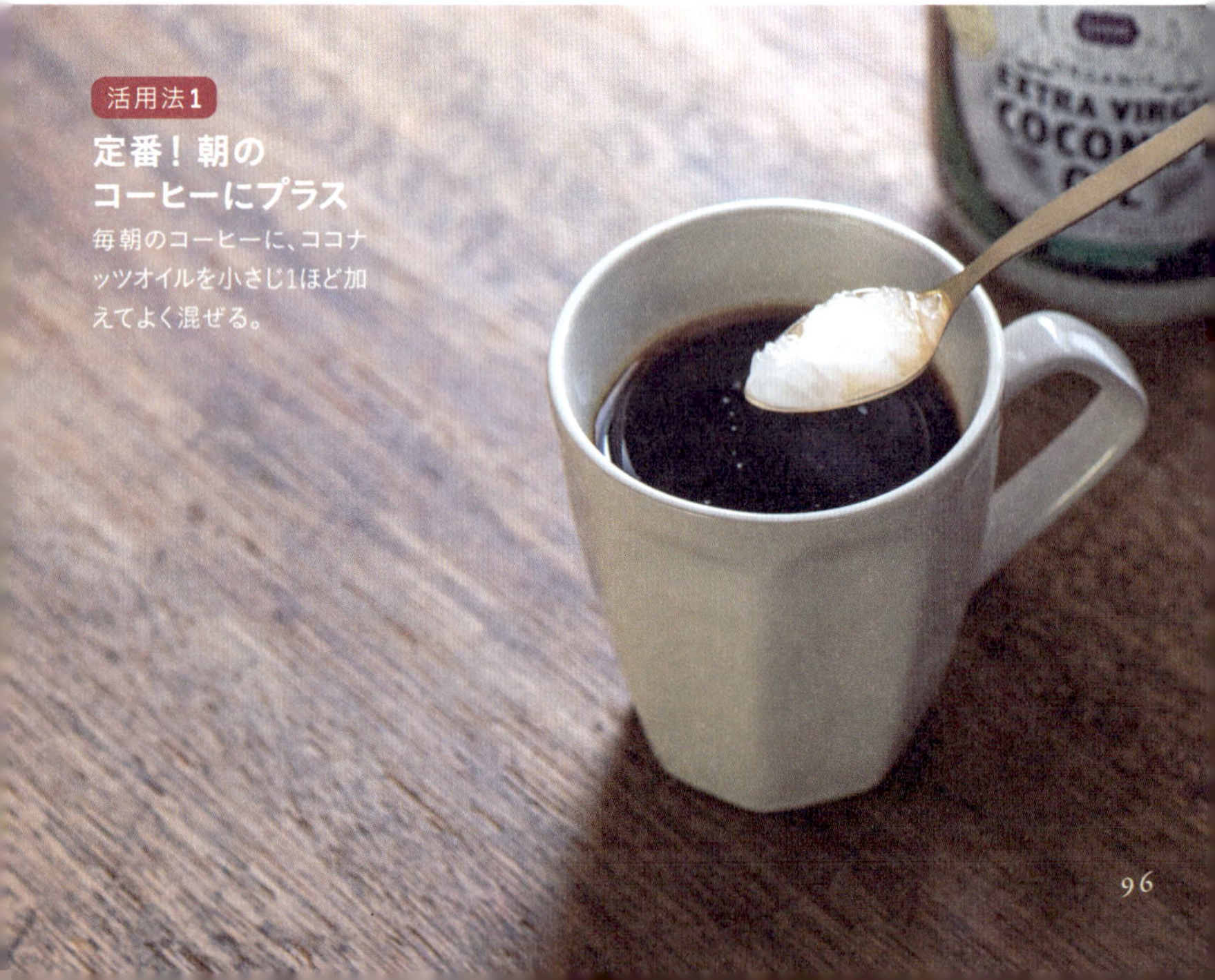

活用法1

定番！朝のコーヒーにプラス

毎朝のコーヒーに、ココナッツオイルを小さじ1ほど加えてよく混ぜる。

活用法2

スクランブルエッグに

卵とココナッツオイルはベストマッチ。卵3個、牛乳大さじ2を塩・こしょうで味を調えてよく混ぜ合わせ、ココナッツオイル大さじ2分の1をフライパンで熱してから卵液を入れ木べらで混ぜながら加熱。仕上げに刻みパセリを振ってもいい。

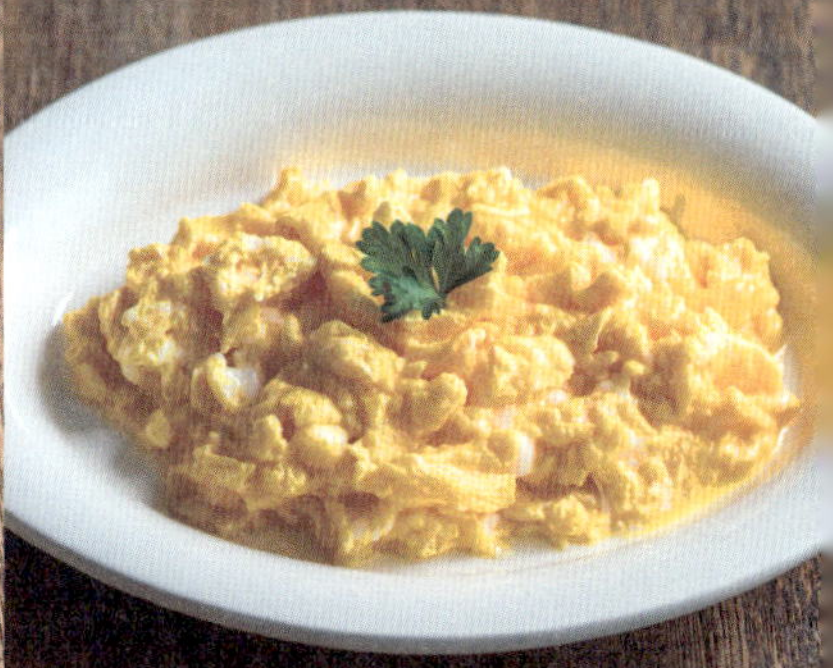

活用法3

野菜の炒め油に

にんじんやカボチャ、さつまいもなど、少し甘みのある野菜と相性がいい。にんじんを細切りにしてココナッツオイルを熱したフライパンでゆっくり炒め、火が通ったら塩とパセリを振れば完成。

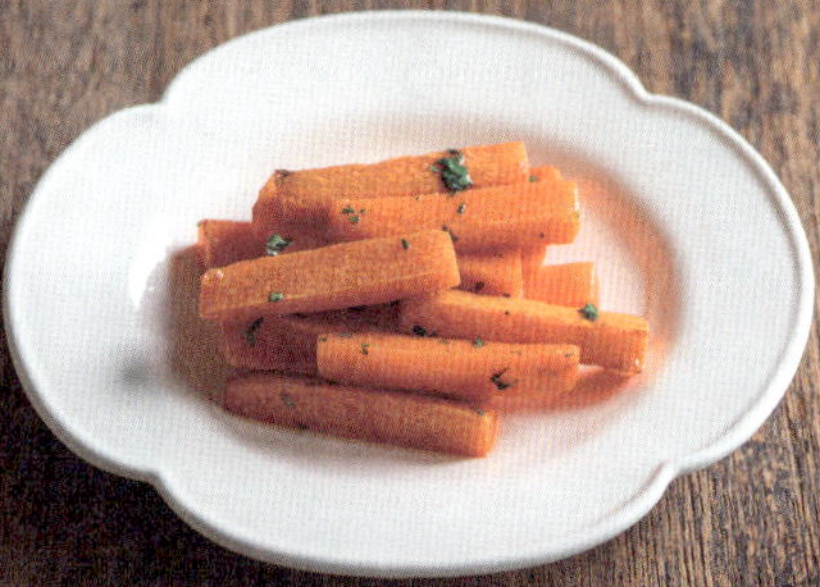

活用法4

カレーの風味付けに

いつものカレーの仕上げにプラスするだけで、コクと本格的な風味が加わる。市販のカレーの缶詰やレトルトパックでも、温めた後にココナッツオイルを足すと、本格的な味に変わるのでお勧め。

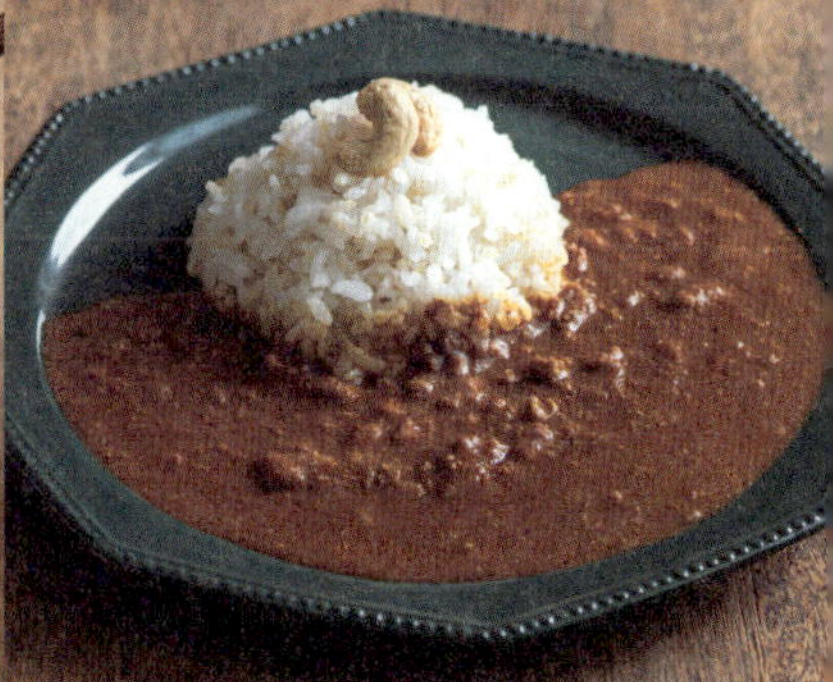

活用法5

ヨーグルトにひと垂らし

ヨーグルトにプラスすると、風味が変わってコクもプラスされる。ココナッツオイルは低温で凝固するので、固まっている場合は電子レンジで軽く温めて。冷たいヨーグルトにプラスして時間を置くと、チョコレートのようにパリパリとした食感も楽しめる。

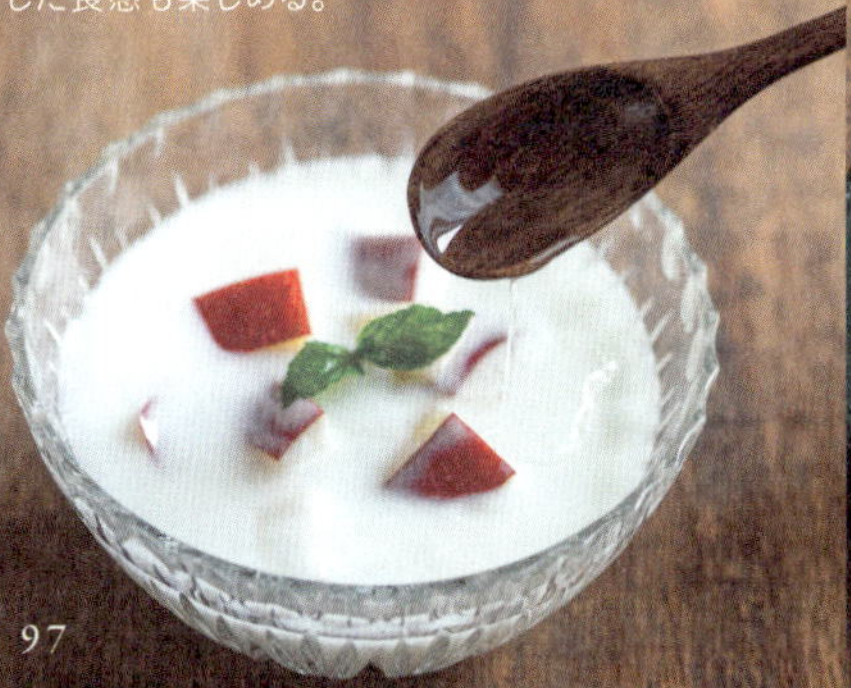

投資6

鉄とビタミンBをチャージする

「鉄」＋「ビタミンB」でエネルギーをブースト

体の全細胞を動かすエネルギー源「ATP（アデノシン三リン酸）」産生の鍵が、鉄とビタミンB群。この2つがないと産生がストップして、疲労感やだるさがとれなくなる。ATP産生をブーストするためにも、「鉄＋ビタミンB群」はたっぷりとりたいところ。そこで、効率よくひと皿で鉄とビタミンB群が十分量とれるレシピを紹介。

Recipe

かきと豆のチャウダー

エネルギー：314kcal

【材料と作り方】2人分

・かき……100g
・ミックスビーンズ……100g
・玉ねぎ……1/2個
・にんじん……50g
・白ワイン……大さじ2
・バター……10g
・小麦粉……大さじ1
・水……1カップ
・牛乳……1カップ
・塩……小さじ1/2
・こしょう……少々

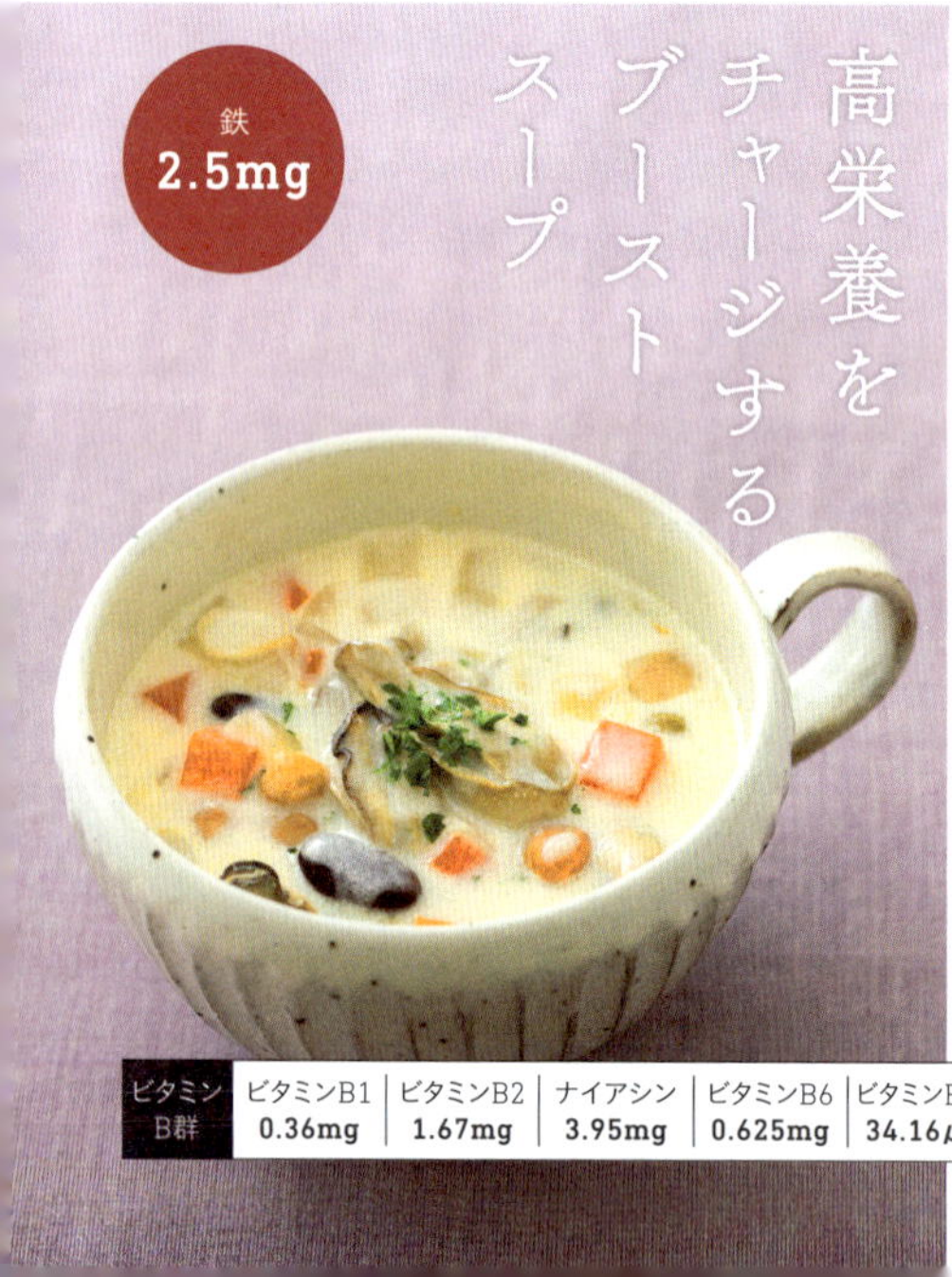
鉄
2.5mg
高栄養をチャージするブーストスープ

1. かきは塩水で洗い、水気を切る。玉ねぎとにんじんは1cmの角切りにする。
2. 鍋にかきと白ワインを入れふたをし、中火でかきがふっくらするまで蒸したらいったん取り出しかきと蒸し汁に分けておく。
3. 鍋にバターを入れて中火にかけ、溶けたら玉ねぎとにんじんを加えて炒める。玉ねぎが透き通ってきたら小麦粉を振り入れサラサラになるまで炒める。
4. 3の鍋に2の蒸し汁と水を加えてふたをし、5分ほど加熱したらミックスビーンズと牛乳を加え煮立ったら弱火にしてかきを加え塩・こしょうで味を調える。

ビタミンB群	ビタミンB1	ビタミンB2	ナイアシン	ビタミンB6	ビタミンB12	葉酸	パントテン酸	ビオチン
	0.36mg	1.67mg	3.95mg	0.625mg	34.16μg	1051.76μg	8.68mg	190.12μg

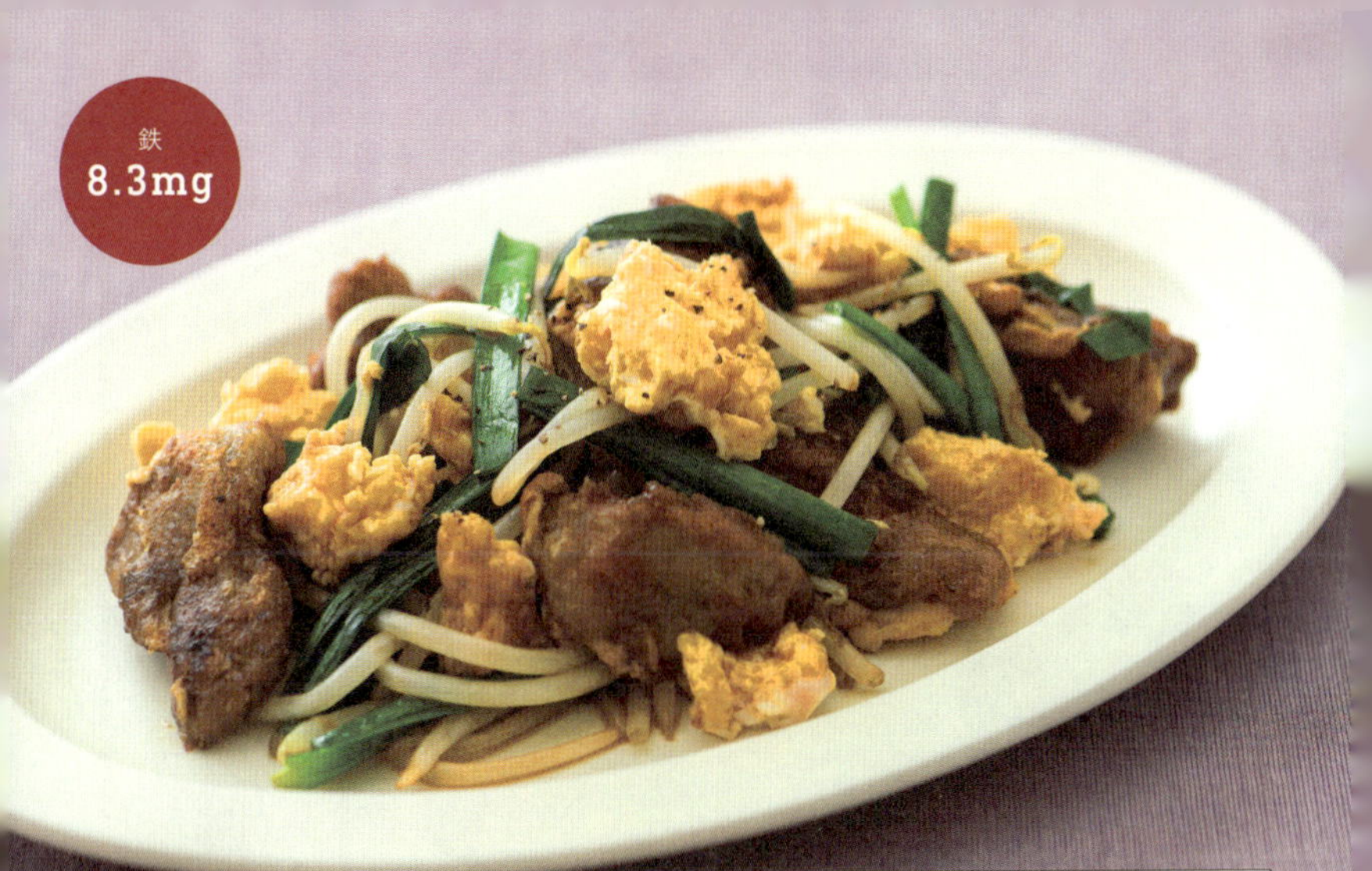

ビタミンB群	ビタミンB1	ビタミンB2	ナイアシン	ビタミンB6	ビタミンB12	葉酸	パントテン酸	ビオチン
	0.225mg	0.295mg	1.635mg	0.32mg	11.855μg	114.805μg	1.405mg	8.355μg

クセのない鶏レバーを使うのがコツ

Recipe

レバニラ玉

エネルギー：279kcal

【材料と作り方】2人分

- 鶏レバー……150g
- 片栗粉……大さじ1
- ニラ……1/2束(60g)
- 卵……2個
- もやし……100g
- にんにく……1片
- **A** オイスターソース……大さじ1／しょうゆ……小さじ1／酒……大さじ1
- ごま油……大さじ1
- 黒こしょう……適量

1. 鶏レバーは牛乳（分量外）に15分ほど漬け臭みを抜き、水で洗って水気を切った後、片栗粉をまぶす。ニラは5cmの長さに切る。卵は溶きほぐしておく。にんにくは皮をむいて縦半分に切る。
2. フライパンにごま油の半量を入れて中火にかけ、鶏レバーを炒めて火が通ったら端に寄せ、空いたスペースに卵を流し入れてスクランブルエッグを作り、鶏レバーと共にいったん取り出す。
3. **2**のフライパンに残りのごま油とにんにくを入れ弱火にかけ、香りがたったらもやし、ニラの順に加え炒める。
4. もやしがしんなりしてきたら鶏レバーとスクランブルエッグを戻し入れ、混ぜ合わせた**A**を回し入れる。
5. 全体に絡んだら黒こしょうをふり味を調える。

投資
7

ホルモンの材料「DHEA」を食べて補給

性ホルモンのもと
DHEAがたっぷり!

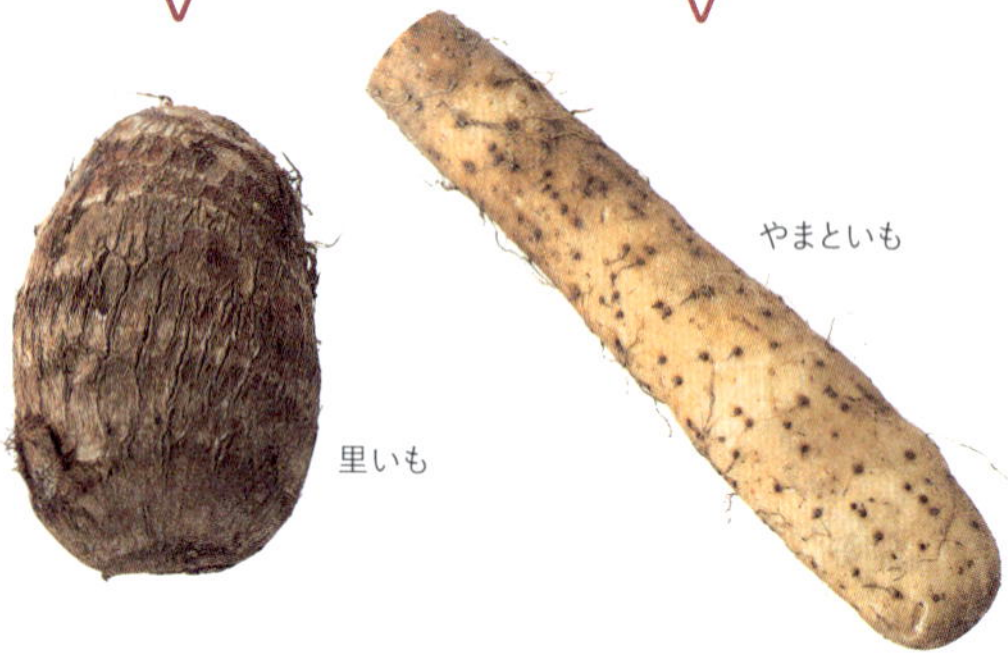

心臓血管疾患のリスクを低減

DHEAの血中濃度が上昇すると、心臓血管疾患のリスクが下がることが分かっている。また、健康長寿者のDHEA血中濃度が高いことも判明。アンチエイジング効果は明らか。ハードワーカーが陥りがちな心臓や血管のダメージから守ってくれる!

粘り気が若返りの証し

自然薯や山芋、やまといも、里いも、菊いも、タロイモなど、粘り気のあるいも類には、性ホルモンの原料となるDHEAが多く含まれていることが分かっている。男性ホルモンの低下はメンタルや体力がダウンする原因にもなるので、定期的に摂取したい。冷蔵庫に常備を。

骨を強くする

骨を作る細胞を活性化し、骨を強化する働きも持つDHEA。骨粗しょう症の罹患リスクを下げ、同時に筋力を増強することも判明。幾つになってもしっかり働ける体づくりをサポートしてくれる。

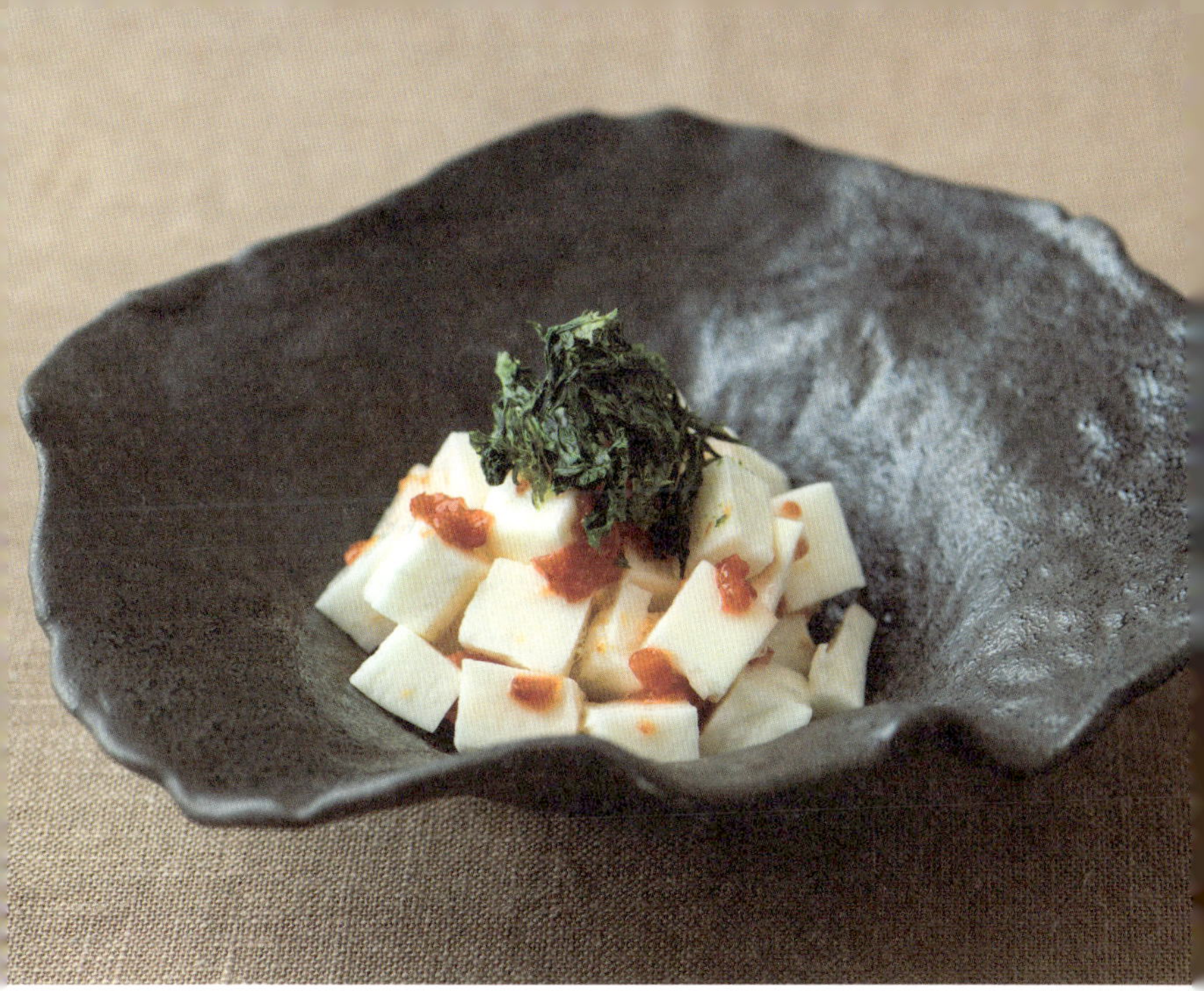

5分でできる
スピード前菜

Recipe

やまといもの梅のりあえ

エネルギー：88kcal

【材料と作り方】2人分

・やまといも……150g
・梅干し……2個
・あおさのり……適量

1.やまといもは角切りにする。梅干しは種をとり、包丁でたたく。
2.やまといもと梅肉を混ぜあわせて器に盛り、あおさのりをのせる。

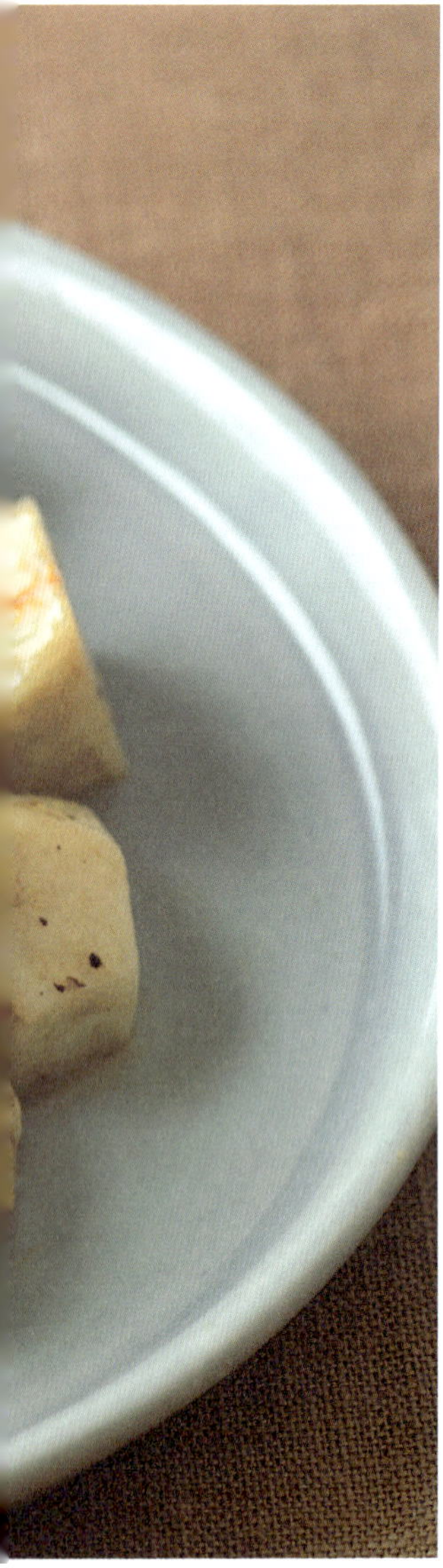

里いも
×
にんにくで
パワー強化！

Recipe

里いもと鶏肉の
ガリバタソテー

エネルギー：286kcal

【材料と作り方】2人分

・鶏もも肉……150g
・里いも……4個
・まいたけ……1/2パック
・にんにく……2片
・小ねぎ……3本
・しょうゆ……小さじ2
・オリーブオイル…大さじ1/2
・バター……10g
・塩・こしょう……各少々

1. 鶏もも肉はひと口大に切り塩・こしょう（分量外）で下味を付ける。まいたけは石突きをとり手でほぐす。にんにくは縦半分に切り芽を取る。小ねぎは3cmの長さに切る。里いもは皮をむいて食べやすい大きさに切り、ラップで包み600wの電子レンジで3分加熱する。
2. フライパンにオリーブオイルとにんにくを入れ弱火にかけ、香りがたったら鶏もも肉を入れ中火で炒める。
3. 鶏もも肉の色が変わったら里いもとまいたけを加えさらに炒める。
4. 全体に火が通ったら小ねぎを加えしょうゆを回し入れバターを落とし全体に絡ませ、塩・黒こしょうで味を調える。

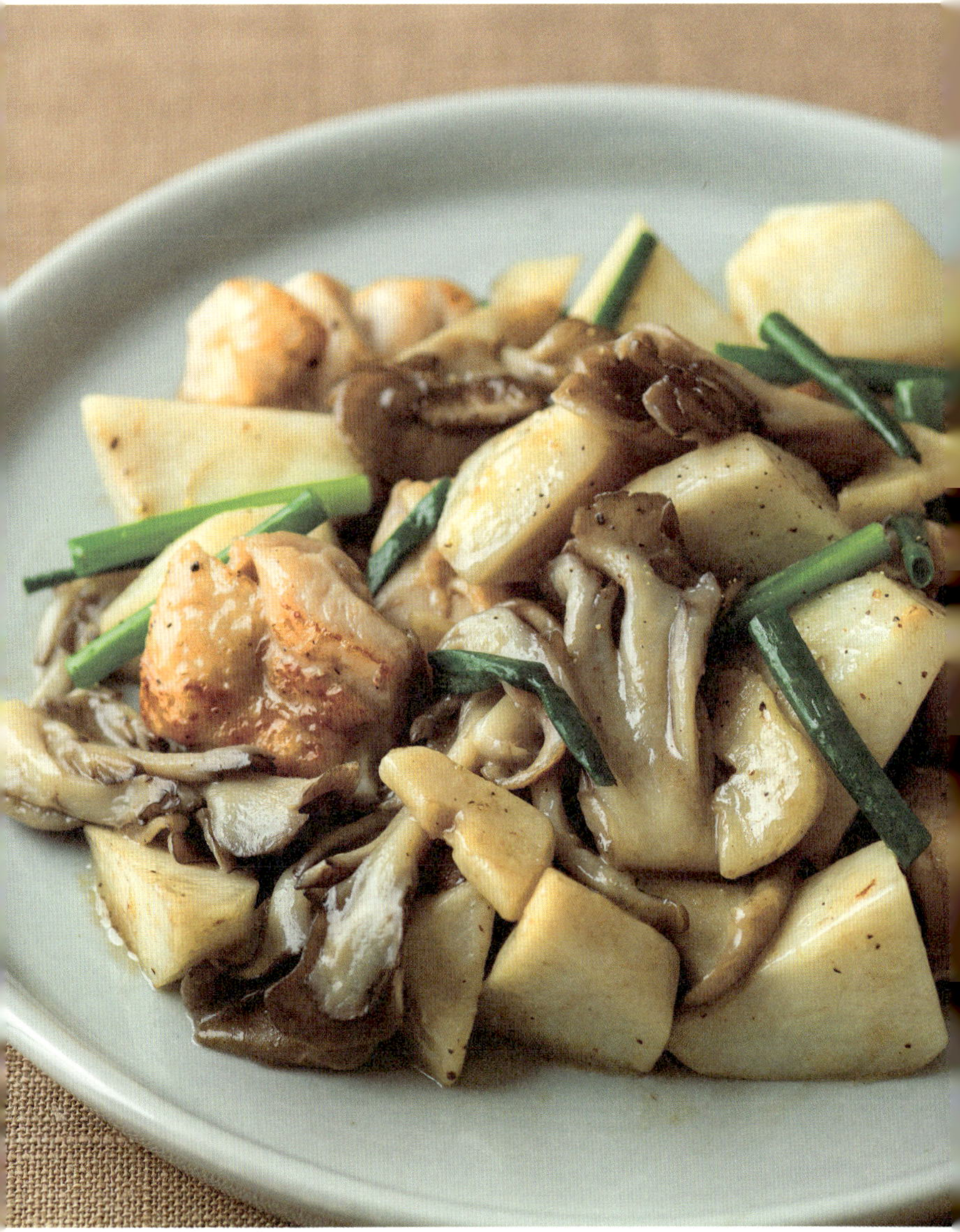

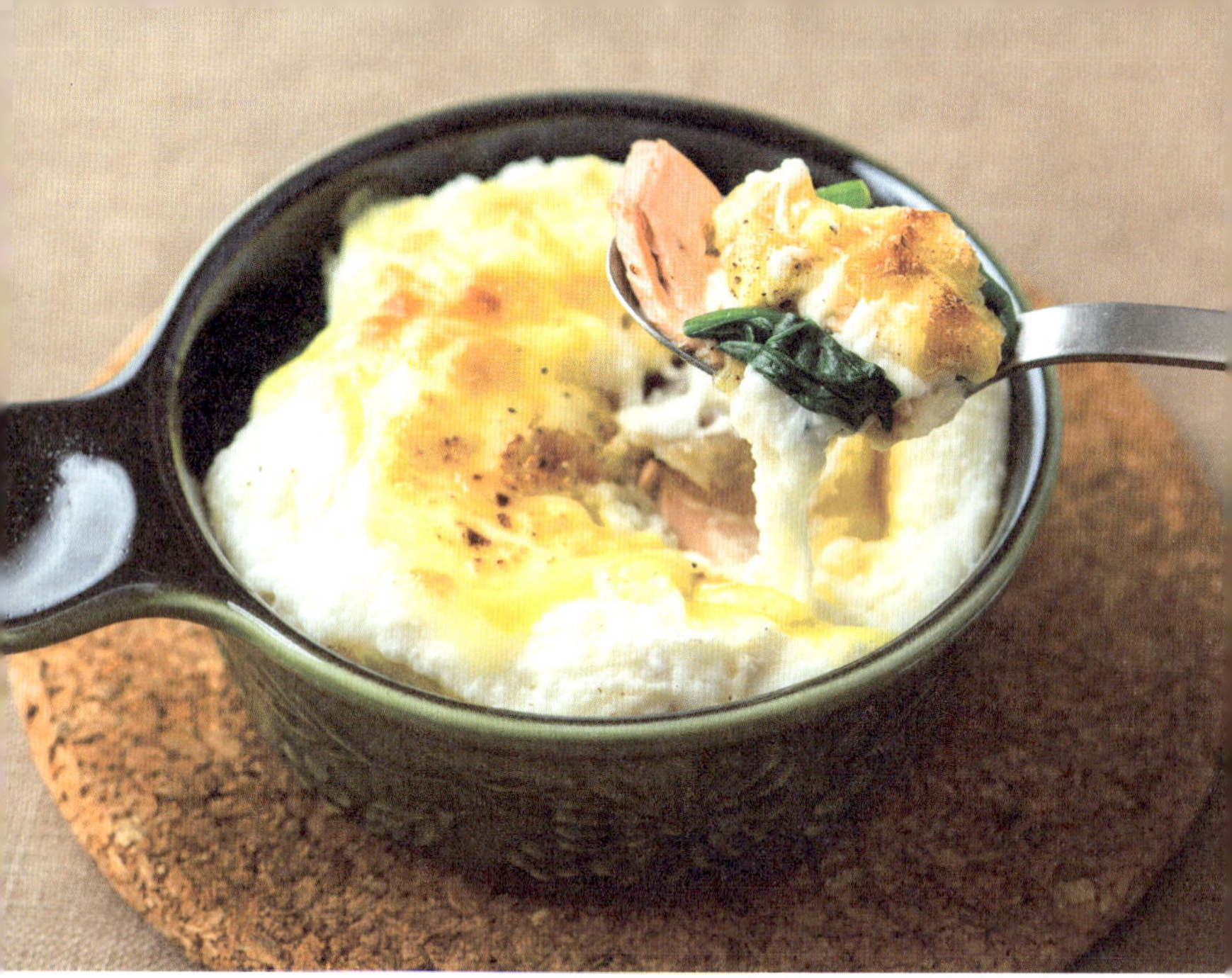

とろろの洋風アレンジ

Recipe

鮭ときのこのとろろグラタン

エネルギー：354kcal

【材料と作り方】2人分

- 生鮭切り身……2枚（160g）
- 玉ねぎ……1/2玉
- しめじ……1/2パック
- ほうれん草……2株
- やまといも……200g
- にんにく……1片
- オリーブ油……大さじ1/2
- ピザ用チーズ……40g
- 刻みパセリ……少々
- 塩・こしょう……各少々

1.鮭はひと口大に切り塩・こしょう（分量外）で下味を付ける。玉ねぎはスライスし、しめじは石突きを取り手でほぐす。ほうれん草は根元を切り5㎝の長さに切る。やまといもは皮をむきすりおろす。
にんにくは皮をむいて縦半分に切る。

2.フライパンににんにくとオリーブ油を入れ弱火にかけ、香りがたったら鮭と玉ねぎを入れ中火で炒める。

3.玉ねぎが透き通ってきたらしめじを加え、ほうれん草を軽く炒め合わせ塩・こしょうで味を調える。

4.3を耐熱容器に入れやまといもとピザ用チーズをのせトースターで5分ほど加熱する。

5.仕上げにパセリを振る。

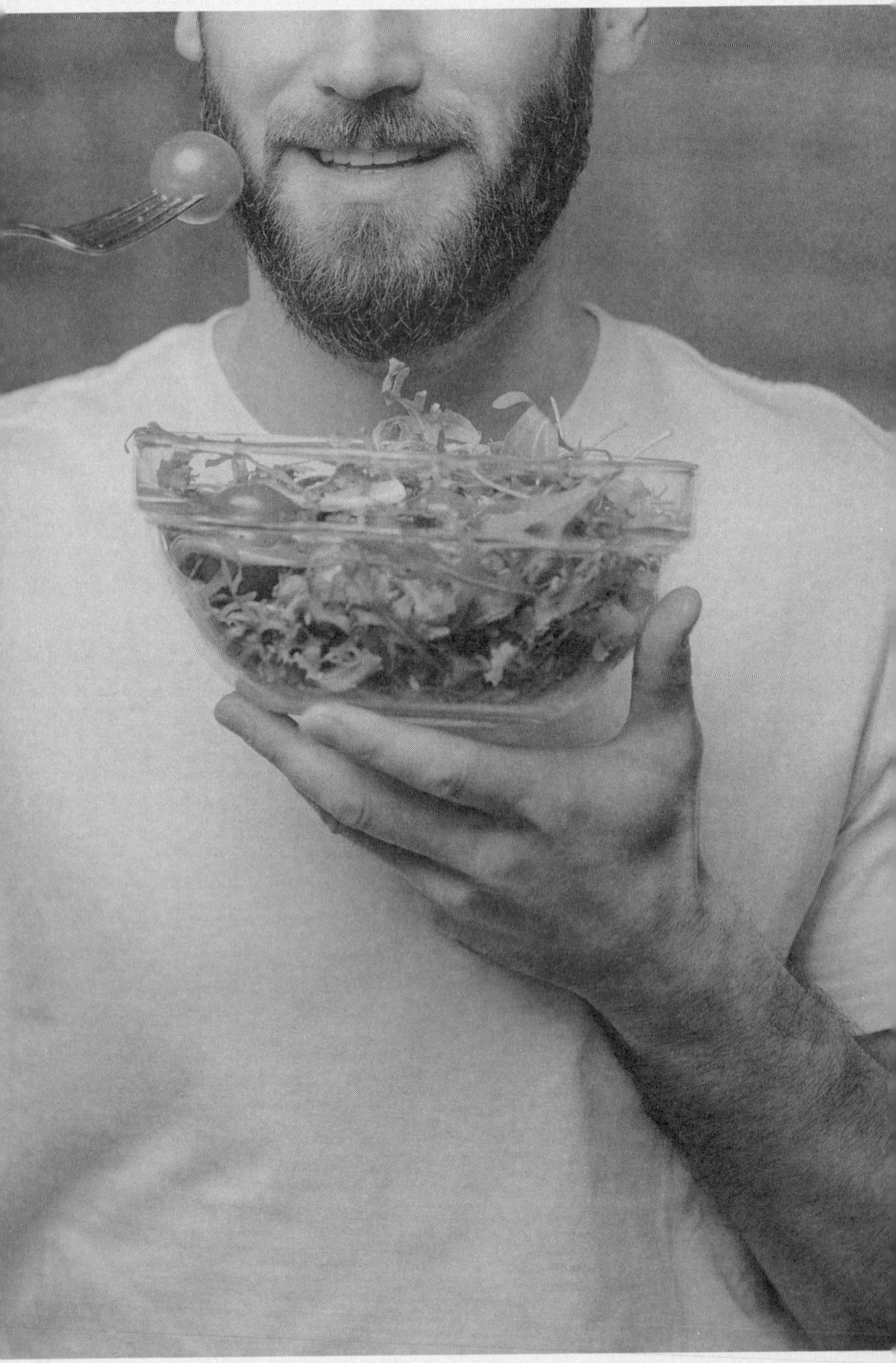

第 3 章

パフォーマンスを最大化する食事術

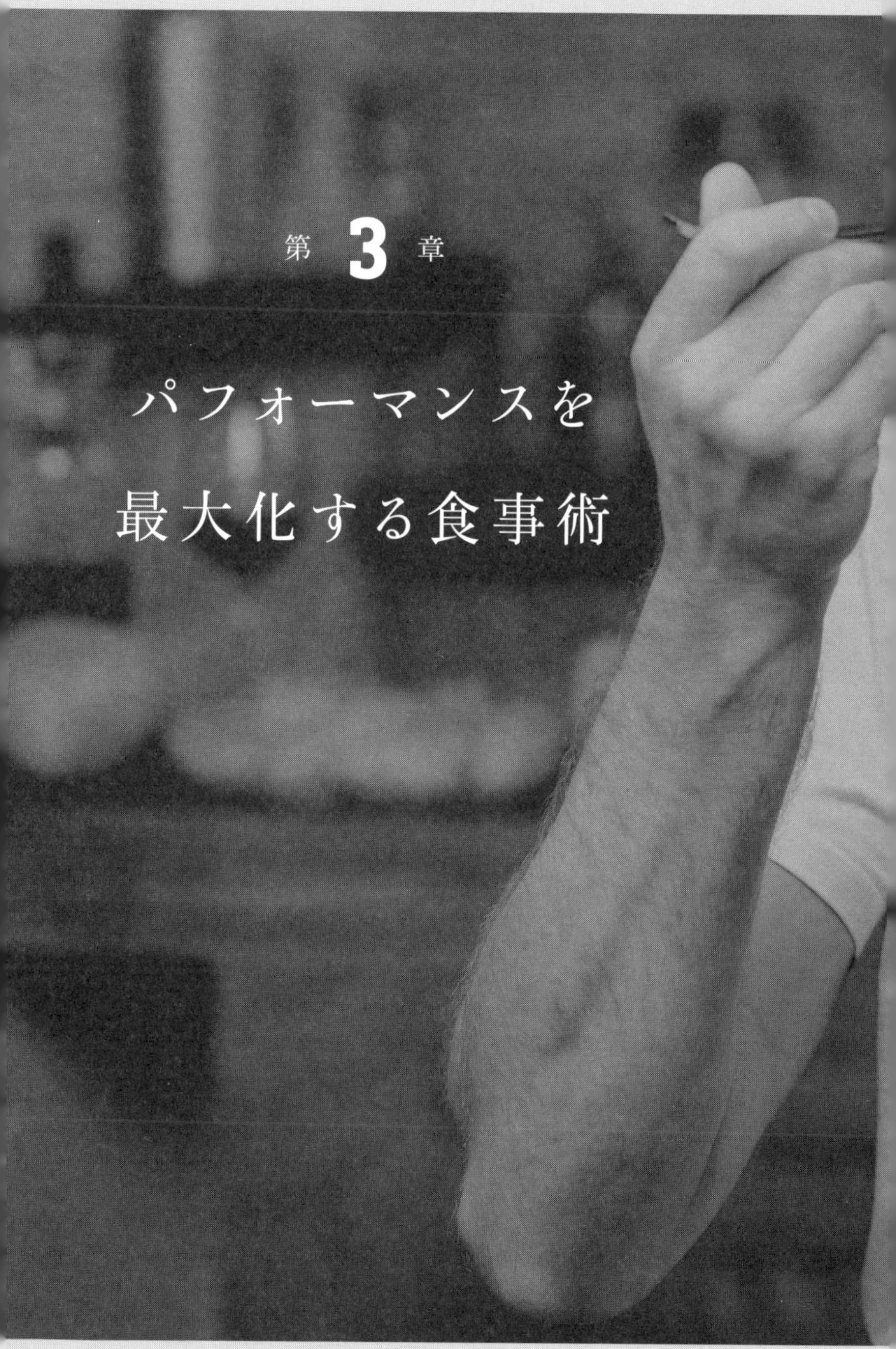

「食べる投資」を毎日の習慣に

第1章では、食事がなぜ人生最大の自己投資になるか、についてお伝えしてきました。本章では、実際にどんなものをどんな形で食べればよいかについて、解説していきましょう。第2章の具体的な料理法と合わせて理解して頂ければ幸いです。

食習慣が与える心身への影響は即効で表れるものではありません。薬と違って、「食べる投資」は日々の積み重ねによって、薄皮が1枚ずつはがれるように小さな変化が表れるものです。

ダイエットを例に挙げましょう。

「1カ月で10キロ痩せる」など、短期間で急激に体重を落とす過酷なダイエットはほぼ失敗することが多くの研究で分かっています。なぜなら、急激に体重を落とすと、脳は「生命の危機」であると判断し、エネルギー代謝を一気に下げて、取り込んだ栄養を危機に備えてため込むように体に働き掛けるため。すると、代謝が落ちて毎日のエネルギー消費量は激減し「太りやすく痩せにくい体」にセットされます。

これが、急激に体重を落とすダイエットでリバウンドが起きる仕組みです。リバウンドを起こさないようにするためには、ひと月にせいぜい1〜3kgの減量を実現する食習慣に変えることです。思い立ったときや、短期間だけの食事制限と運動では、逆効果。せっかくダイエットに投資した時間や気力やお金といったリソースが全て無駄になってしまいます。

「一生続ける」と聞くと、非常にストイックで大変そうに感じるかもしれませんが、実は大変に感じたり、面倒に思えたりするのは「時々やる」ことに対して抱く人間の心理です。「毎日やって当たり前」になったことについては、人はあまり抵抗を感じることはありません。歯磨きや洗顔と同じです。

歯を磨くのと同じように、「食べる投資」を毎日の習慣にすること、当たり前に一生続けることが、失敗のない「食べる投資」の極意です。生活に定着してしまえば、逆にそうではないことをする方が気持ち悪く、落ち着かなくなるでしょう。

私もおなかが空いていないときに何かを食べることに不快感を抱きますし、いつものサプリメントを飲まないと落ち着かない気分になります。

ちなみに、不摂生をたまのイベントにするのは「あり」だと私は考えています。時には家族とリッチな食事をしたり、友人たちと飲みに行ったりなど、心の栄養になるような〝楽しい不摂生〟はあっていいと思います。ただ、そのときに自分が何を選んでいるのかは知ってほしい。そして、丁寧に口にしてほしいと思うのです。「丁寧に」というのは、それをよく見て、香りをかいで、味も楽しんで、その間の時間を充実させるということです。

食べ物があふれた今は、空腹でもないのに目についたものをテレビやスマホを見ながら、適当に口に放り込んでしまいがちです。〝ながら食べ〟という習慣が、最もいけないことです。

自分の口に何を入れているのかということに、もっと注意を払うべきです。

自分の口の中に入れるものは何でできていて、誰がどのように作り、それを食べることで何が自分にとってプラスになるのか？　そして、それをどんなふうに食べるのが最適なのか？　もっと頭と感性を働かせて丁寧に選びとってほしいと思います。その丁寧な選択が全ての食事に行き渡れば、皆さんの食事は大きく変わるはずです。

その上で、次からご紹介する「食べる投資」を実践していきましょう。

投資
1
毎日、1パックの納豆を食べる

レシピ
第2章
76ページ

習慣にすべき「食べる投資」として、手軽で即できるのが、納豆を1日1パック食べること。納豆は腸内細菌叢を整えるほか、次のようなさまざまな効用を持っています。

① 感染症予防

納豆菌は微生物の中でも最強の増殖力を持ち、体内にとり入れると悪玉腸内細菌の繁殖を抑え、腸内細菌叢をより望ましいコンディションに整える働きをしてくれます。

そのパワーは、O‐157など病原性大腸菌の増殖を防ぐほど強力です。

毎日1パックの納豆を食べることで、感染症の予防につながりますから、仕事に穴があけられないビジネスパーソンの強い味方になるでしょう。

②骨を丈夫に

納豆には「ビタミンK」も豊富です。

サプリメントでも見かけないため、あまり馴染みがないビタミンかもしれませんが、ビタミンKは、骨を作る際に欠かせないビタミンです。動脈壁からカルシウムを抜き取り、骨へ移動させるという大切な働きを担っており、骨粗しょう症の治療薬としても処方されています。

納豆を頻繁に食べる東日本とあまり食べない西日本とを比べると、東日本に住む人のほうが血液中のビタミンK濃度が高く、骨粗しょう症になりにくいともいわれています。

③動脈硬化・心筋梗塞・脳梗塞の予防

ビタミンKは先にもお伝えした通り、動脈壁からカルシウムを抜き取る働きをするため、動脈内でカルシウムの沈着を起こりずらくするため、動脈硬化を予防します。加えて、納豆菌が作り出す酵素「納豆キナーゼ」は、消化管から血液中に取り込まれて血栓が作られるのを予防することも確認されています。

納豆は、血管を守り血液をサラサラにするダブルの効果で、働き盛りに多い血管系の疾患リスクを低減することが期待できます。

④炎症予防、アンチエイジング予防

納豆に含まれている「スペルミン」という成分について、今、非常に注目が集まっています。スペルミンは「ポリアミン」と呼ばれる広義のタンパク質の一種。細胞代謝を活性化させたり、体内の炎症を防ぐ効果があり、その優れたアンチエイジング作用から、研究者の間で研究が進んでいます。

納豆を常食することは、短期的には感染症予防、長期的には生活習慣病予防につながる、リターンの大きな食べる投資です。

毎日続けても飽きないように、食べ方のアレンジを2章で紹介しました。冷蔵庫に常備して、おかずの定番にすることをお勧めします。

投資2

食物繊維でメンタルを強化する

レシピ
第2章
80ページ

腸内細菌叢を整えるための第2の食べる投資としては、やはり食物繊維が鍵になります。

腸内環境を整えることの重要性については、これまでも耳にしたことはあると思いますが、近年は、それがメンタルヘルスにも効果的であるということが分かってきました。

うつ病、多発性硬化症や自閉症などの脳神経系の疾患と、腸内細菌叢との関係が明らかにされつつあると同時に、腸内細菌の作り出す物質が、脳内の神経伝達物質になっていることも解明されています。

およそ40種類以上の神経伝達物質が腸内で合成されていることから、「腸は第2の脳」ともいわれます。実際に、精神を安定させる働きを持ち、「幸せホルモン」とも呼ばれる神経伝達物質である「セロトニン」は、その80～95%が腸内細菌によって作られています。

そのため、下痢や便秘などが慢性化している人はメンタルにも問題が表れやすく、過敏性腸症候群の人の8割は不安やうつの症状を有しているといわれています。

腸内には、大きく「善玉菌」、「悪玉菌」、「日和見菌」の3種類の細菌が生息しています。細菌自体は1000種以上あり、数でいえば成人男性で100兆個以上、重さにして1・5〜2キログラムほど。その善玉菌と悪玉菌の分布バランスによって、人の疾病だけでなく、思考や心の状態、そして寿命までも決めている可能性が指摘されています。

言葉からくるイメージ通り、善玉菌が優位の状態を保つと、体も心も健やかな状態が保たれます。悪玉菌は偏った食生活やストレス、飲酒、加齢などによって増えることが分かっており、減少させるためには食物繊維や善玉菌を増やす細菌を補うことが必要です。

日和見菌はその名の通り、体調の良いときはおとなしく、体調が悪くなると悪い働きをし始めます。善玉菌と悪玉菌、その時々の優勢な方の味方をするのが特徴です。

そして、これらの腸内細菌を理想的なバランスに保つために欠かせないのが、食物繊維です。食物繊維が腸内細菌を整えることで、さまざまなビタミンが作り出されることもわかっています。

1日に摂取したい食物繊維の目安は、男性20g、女性18g以上ですが、厚生労働省が行った「平成29年国民栄養調査」によると、平均値で30代は1日12・8g、40代は13・2gと、十分な量がとれていないことが分かりました。

食物繊維を多く含むものといえば、野菜や海藻類、きのこ類です。外食が続くとどうしても不足しやすくなる上、どれも比較的調理に時間や手間がかかるため、自炊するときのハードルが高くなりがちです。ただ、食物繊維はビタミンのように時間経過でその量を減らすことがない栄養素ですから、週末にまとめてつくりおきにしておくなどの工夫をして、ぜひ意識的に摂取してください。

野菜は、さつまいもやじゃがいもなどの根菜類は糖質も多いので、とり過ぎない程度のほどほどがよいでしょう。糖質が比較的少なく、食物繊維がたっぷりのほうれん草やキャベツなどの葉物野菜なら安心です。毎食、葉物野菜や海藻、きのこ類のどれかが入ると理想的です。

投資3 タンパク質を考える ～魚の効用～

レシピ 第2章 86ページ

タンパク質をしっかりとることは食事の重要ポイントですが、「何からどれぐらいとるか?」について考えている人は少ないのではないでしょうか。

私は、タンパク質は肉、魚、卵、豆などからバランスよくとることが重要だと考えています。もっといえば、「週の半分は魚を食べる」ことが、さまざまな疾患を防ぐ健康投資につながります。逆に、タンパク質をとろうとするあまり肉食に傾いてしまい、結果、体内に炎症を起こしている人が少なくありません。

そこで、適切なタンパク質摂取のために、本項ではタンパク質と体内の炎症の関係、そして魚の効用についてお伝えしていきます。

体調が優れないとき、検査結果として「炎症を起こしている」といわれることがあります。炎症とは、細胞が傷付くことで生まれる現象で、炎症のレベルが上がると、あらゆる病気を発症しやすくなります。

次に、炎症が引き起こす代表的な疾患をあげましょう。

- ●歯周病（歯周炎）
- ●関節炎
- ●膠原病
- ●アトピー性皮膚炎
- ●肝炎
- ●腎炎
- ●動脈硬化
- ●認知症
- ●がん

関節炎などは痛みがあるために炎症に気が付くことができますが、慢性的な炎症は自覚症状が少なく、内臓や血管などで炎症が起きた場合には痛みがないため察知することは難しくなります。例えば、心臓の血管で炎症が起きていると、やがて狭心症や心筋梗塞を併発する可能性があります。

これらの炎症を予防するためのポイントは、2つあります。

まず一つが、今現在、体内に炎症が起きているかどうか検査することです。

炎症の有無は、血液検査における「高感度CRP」で調べることができます。CRPとは「C Reactive Protein/C反応性タンパク」のことで、体のどこかで炎症が起こると増加するタンパク質の一種です。

高感度CRPの至適値は0・1未満です。通常のCRP測定では0・1mg／dl以下の量は検出できませんが、高感度CRPでは0・001mg／dlまで測定することができます。


もう一つは、炎症を抑制する食べ物をとり、炎症を促進する食べ物を避けることです。避けるべき食べ物は第4章「食べない投資」で詳しく説明します。

炎症を抑える食べ物として、一番バッターに立つのは、なんといっても魚の油です。魚介類は「オメガ3系脂肪酸」と呼ばれるDHAやEPAなどの脂肪酸を豊富に含み、慢性炎症を抑制する働きを持つことが広く知られています。

私はタンパク質をとるなら、魚を週に半分、そしてそれ以外で鶏、卵、豆を基本とすることをお勧めしています。

その理由は、肉食が過ぎると先にお伝えした通り、炎症物質である「アラキドン酸」が体内で生成されて、体内の炎症が促進されてしまうからです。さらに、牛や豚の肉は腸内細菌によって発がん性物質をつくるという報告や、タンパク質源としての肉類の摂取が増えると、特に男性の場合において死亡率の上昇につながるという報告もあります。

さらに、赤身肉の定期的な摂取が、腸内細菌が消化中に生成する副産物の一つ「TMAO（トリメチルアミンN - オキシド）」の血中レベルを上昇させ、同時に腎機能を低下させるといわれています。この病態は、動脈硬化と心疾患の合併症を引き起こします。

また、消化しきれなかったタンパク質は大腸へと運ばれ、悪玉菌によってアンモニアなどの有害物質に変化します。アンモニアは腸管から吸収され、肝臓で無毒化され、腎臓を通って尿中に排泄される仕組みがありますが、これらの臓器の負担を増やすことはいうまでもありません。

一方で、DHEやEPAといったオメガ3系脂肪酸を豊富に含む魚を定期的に食べることによって、体内の炎症を抑え、メンタルヘルスも適正化するという報告もあります。オメガ3系脂肪酸については、後述します。

これは、肉類を食べるな！といった類いの警鐘ではなく、魚や大豆など他のタンパク源をバランスよくとることの重要性を説いていると理解してください。

さばやいわしなどの青魚や鮭には、ビタミンDがとれるという大きなメリットもあります。ビタミンDにはさまざまな健康効果がありますが、中でも体内の炎症を抑える働きもその一つです。

第1章でもお伝えした通り、ビタミンDはビタミンという名称が付いていますが、その働きはほとんどホルモンと同様です。その化学構造は「ステロイドホルモン」に似ており、体内の炎症を抑える働きをします。

私の知り合いに、長年のアトピーに悩んでいた女性がいましたが、この話をするとすぐにビタミンDのサプリメントを飲み始め、間もなく改善したというケースがありました。

この他にも、ビタミンDは丈夫な骨づくりに始まり、大腸ガンや乳がんの他、さまざまながんの発症の抑制、うつ病予防、風邪ウイルスへの抵抗力強化、風邪による鼻水・鼻づまりといった炎症反応の軽減、インフルエンザ予防……と、寝込んでいられないビジネスパーソンにとっては必須の栄養素です。

現代人には不足しがちな栄養素の代表でもありますので、2章を参考にビタミンD豊富な青魚や鮭を積極的に食べることをお勧めします。

最近は魚離れの傾向が強まっているようです。青魚は下処理に手が掛かったり、生ごみが出ることが自炊する上でネックになりがちですが、忙しいときは缶詰を利用したり、切り身や刺身など、下処理が不要なものを選択して購入するなど、食卓になるべく高い頻度で魚が出せるように工夫をしてみてください。

第2章では、忙しい家庭でも簡単に作れる魚レシピを紹介したので参考にしてください。

魚が苦手な場合には、サプリメントでビタミンDを補充することをお勧めします。1日当たり2000～5000IU（50～125㎍）の摂取を目安にするとよいでしょう。

ちなみに、ビタミンDといえば干ししいたけを思い浮かべる人も多いようですが、しいたけに豊富なのは「ビタミンD2」です。人体が必要としているのは「ビタミンD3」ですから、残念ながらしいたけではビタミンDを補うことはできません。

ビタミンDは、紫外線に当たることで皮膚で合成されます。手足をなるべく出して、天気の良い日に20分、週に3回ほど日に当たるだけでも血中濃度は上がります。悪者にされてばかりの紫外線ですが、ウオーキングや日光浴など、適度に日に当たることはアンチエイジングにつながります。

また、定期的に血液検査を受けて、自分自身のビタミンDレベルがどの程度なのかを知ることも重要です。

投資 4

「1日4色」の野菜で炎症を防ぐ

レシピ
第2章
92ページ

「野菜不足が気になる」という人は多く、日ごろから意識的に摂取している人は多いことでしょう。しかし、どれほどの量を食べれば十分量が満たされるのか。これまでも食べてきたつもりでいたけれど、果たして足りているのだろうか？　と不安を覚えているかもしれません。

そのようなときに、私が患者さんへいつもお伝えしている、簡単な目安があります。それは「野菜は1日4色以上食べてください」というものです。

野菜は量ではなく、色を目安にすると摂取が足りているかどうかの判断がとても簡単になります。

野菜を食べるとき「赤、黄、橙、緑、紫、黒、白」の7色を意識して、これらの中から4色を1日のうちに必ずとる、というルールを定めてください。

これらの色を持つ野菜には、それぞれに独特の香りや苦味があります。それは「ファイトケミカル」という化学物質の特徴であり、他にはない特有の力を持っています。

ファイトケミカルは「植物が持っている化学成分」という意味で、五大栄養素に次いで第6の栄養素と呼ばれる「食物繊維」に続く第7の栄養素と呼ばれています。

ファイトケミカルとは、自分の力で動くことができない植物が天敵や紫外線などから身を守るために作り出した成分だといわれており、それを食べた人間にも健康を増進する効果があるということが分かっています。

ベータカロテンやポリフェノールといった抗酸化物質の名前を、耳にしたことがあるかと思います。それも、ファイトケミカルの一種です。

ファイトケミカルを健康投資に効果的に活用するためには、さまざまな力を持った抗酸化物質を合わせてとることが重要です。1日4色の野菜を組み合わせて食べていくことで、幾つもの抗酸化物質が力を出し合い、その効果を最大限に発揮してくれます。

各色が持つファイトケミカルの名前、特徴、該当する野菜を次にまとめておきます。

【赤】

・リコピン…強い抗酸化力を持つベータカロテンのさらに10倍、ビタミンEの100倍ともいわれている。該当野菜は、トマト、スイカ。

・カプサイシン…リコピンよりも強力な抗酸化作用を持つ。血流をよくして代謝を高め、体脂肪の燃焼を促す作用も持つ。該当野菜は、唐辛子。

【黄】

・フラボノイド類…抗酸化作用はもちろん、ビタミンCの吸収を促す作用や血管を強くする作用を持つ。該当野菜は、玉ねぎ、黄色のパプリカ。

【橙】

・ベータカロテン、アルファカロチン、クリプトキサンチン…体内でビタミンAに変換される。強い抗酸化作用を持ち、皮膚や粘膜の保護、がん予防などの作用も持つ。該当野菜は、かぼちゃ、にんじん。ただし、糖質が多いので食べ過ぎには注意してください。

【緑】
・クロロフィル…植物が光合成を行うための成分。抗酸化作用の他、血液をサラサラにし血中コレステロールを下げる作用などを持つ。該当野菜は、ほうれん草、小松菜、春菊、キャベツ。抹茶も忘れてはいけない重要な栄養食材。

【紫】
・アントシアニン…強い抗酸化作用を持つ他、白内障を予防する作用も持つ。熱に弱いため、生食が適している。該当野菜は、なす、赤キャベツ、赤シソ。

【黒】
・クロロゲン酸…空気に触れると黒く変色する成分だが、変色は酸化した証し。抗酸化作用の他、体脂肪を燃えやすくする作用も持つ。該当野菜はじゃがいも、さつまいも、ごぼう。ただし、糖質が多いので食べ過ぎは要注意。野菜ではないが、コーヒーもクロロゲン酸が豊富。

【白】

・硫化アリル…辛味のある成分。抗酸化作用の他、がん予防と体内の有害物質の排せつを促す作用を持つ。該当野菜はにんにく、長ねぎ。

・イソチオシアネート…辛味のある成分。すり下ろす、刻むなどして細胞が壊れたときに生じる。抗酸化作用の他、血液をサラサラにする作用、ピロリ菌を除去する作用がある。該当野菜は、ブロッコリースプラウト、ブロッコリー、キャベツ、大根。

投資
5
ココナッツオイルを常備する

活用法
第2章
96ページ

ココナッツオイルは、そのさまざまな健康効果から数年前にブームになり、今ではどこのスーパーでも販売されるほど、すっかりおなじみの調理油になりました。もし今、ご自宅に置いていないのであれば、ぜひ常備することをお勧めします。ビジネスパーソンにとって有益な、さまざまな健康効果をもたらしてくれる食材だからです。

まず第一のメリットは、脳のコンディションアップでしょう。頭脳労働が多い人にとっては、関心の高いポイントだと思います。

ココナッツオイルは、約6割が中鎖脂肪酸。中鎖脂肪酸は通常の脂肪酸とは異なり、腸管からすぐに血液中へと吸収され肝臓で代謝されるという特徴があります。肝臓で代謝されると「ケトン体」と呼ばれる物質に変化し、脳に運ばれて神経細胞のエネルギー源として利用されます。

つまり、脳細胞を働かせる上で、非常に効率的なエネルギー源になるのが、ココナッツオイルというわけです。

そもそもココナッツオイルが注目され始めたのは、アルツハイマー病の治療に利用ができるのではと考えられたことから。

「第3の糖尿病」と呼ばれるアルツハイマー病では、脳の神経細胞が糖をエネルギー源として活用できなくなっていることが知られています。ところが、ココナッツオイルを用いることで血液中のケトン体が増え、脳の神経細胞のエネルギー源を確保しやすくなることから、アルツハイマー病の症状が改善される可能性があるとして、注目を集めています。

これについては拙著『ココナッツオイルが認知症に効く本当の理由』で、共同執筆者である相模原中央病院理事長の中野重徳先生と共に、詳しく記しました。

また、糖質制限を助けるアイテムとしても、ココナッツオイルは役立ちます。

糖質を控えると、体はそのエネルギー源を糖質から脂質メインへとシフトします。このとき、脂質の代謝物であるケトン体が産生されることから、糖尿病の食事療法においてもココナッツオイルが重宝されています。

単純に空腹感が抑制されるだけでなく、糖尿病の合併症の一つ、抹消血管障害の予防に効果的な成分が入っていることも報告されています。

ただし、いくら効能があるといっても、とり過ぎはいけません。

また、過度に加工されたものや、高温処理されたものを服用すると健康を害する危険性があるとの情報もあります。高温抽出の場合は、有害なトランス脂肪酸が混入するからです。

選ぶ際には、価格は高くなりますが、低温抽出（コールドプレス）のものを選ぶこと。「エクストラバージン」と表記があれば、大丈夫です。

投資 6

女性は鉄をチャージする

レシピ
第2章
98ページ

ここでは、働く女性にとって重要な栄養素である、鉄についてお伝えしていきます。

鉄は、月経がある女性にとっては非常に不足しやすい栄養素で、そのため貧血や疲れ、冷え、めまいなどの不調を持つ人が非常に多いという現状があります。

普段の月経では、毎月20～１４０mlの血液が失われています。妊娠や出産の場合には、さらに鉄の需要が高まります。

鉄が不足すると、低体温、冷え性、偏頭痛などの不調が表れますが、これは、体のエネルギー産生が低下することから生じる現象です。

細胞の中には「ミトコンドリア」という器官があり、そこではＡＴＰ（アデノシン三リン酸）というエネルギーが産生されています。体を動かすのも、体温を保つのも、代謝するのも、すべてこのＡＴＰがないとできません。そして、このＡＴＰを作るときに欠かせない酵素の一つが、鉄です。
つまり、鉄がないとATPの産生ができなくなるために、ガソリンを失った車のように体の働きがストップして、だるさ、冷え、頭が働かないといった支障が出てきます。月経で鉄を失いやすい女性に、冷え性や貧血が多いのはこのためです。

貧血症状だけじゃなく、イライラやうつなど、情緒が不安定になるのも、鉄欠乏によるエネルギー不足で起こります。実際に、厚生労働省が行った「平成26年患者調査」によると、気分障害(躁うつ含む)の患者数は、男性が41万8000人に対し、女性は約70万人と、圧倒的に女性が多いという結果が出ています。

冷えやめまい、イライラや不安感など、鉄欠乏の症状がある場合、一度「フェリチン」の検査をお勧めします。フェリチンとは鉄を蓄えるタンパク質のこと。一般的な保険診療で調べる「血清鉄」が財布の中のお金だとすると、フェリチンは貯金残高です。体調によって血清鉄は大きく変化しますが、フェリチンは比較的安定しているため、体に蓄えられている鉄の目安としてより正確な指標になります。

フェリチンの至適値は諸説ありますが、当院では100±20ng/mlとしています。40

以下は鉄不足、２００を超えると動脈硬化のリスクが増えるといわれているので、鉄過剰と診断します。

フェリチンが基準に達していない場合、対策は二つです。鉄分豊富な食品をとることと、サプリメントによる補充です。

鉄が豊富な食材は、卵、肉、魚、レバー、大根葉、小松菜、ほうれん草など。吸収がいいのは、動物性食品に含まれる「ヘム鉄」です。植物性食品に含まれる「非ヘム鉄」は、ヘム鉄と比べると吸収率に劣るので、野菜だけで鉄を補うことは難しい場合もあります。

閉経前の女性は、鉄のサプリメントを常用することをお勧めします。

また、ＡＴＰ産生を促すためには、鉄に加えてビタミンＢ群をとることも大切です。脂質・糖質・タンパク質といった三大栄養素をエネルギーに変えるために欠かせない栄養素で、鉄と同じく、不足するとＡＴＰを産生する回路が回らなくなります。結果、疲れがとれなかったり、細胞の修復機能が働かず肌荒れが治りにくくなったり、体がエネルギー枯渇状態に陥ってしまうのです。

ビタミンB群が不足しやすい人は、次のような人です。

①糖質摂取量が多い人

ビタミンB群は糖の代謝に消費されるため、ご飯やパン、麺や甘いものばかり食べている人は、慢性的にBが足りない状態になっている可能性があります。

②頭脳労働をしている人

脳や神経の働きに欠かせないのが、ビタミンBです。脳からの情報を神経に伝える働きを正常化したり、情報伝達物質の合成をサポートする働きを担っているので、頭脳労働の後のあのぐったりと重く苦しい疲労感は、ビタミンB群が大量消費されて「脳が極度に疲労している状態」と考えてください。

③便通が不安定な人

ビタミンB群は腸内細菌からも供給されることが分かっています。そのため、腸内細菌叢の乱れから、ビタミンB群の供給が低下すると不足を起こしてしまうのです。毎日のお通じがない人やお腹が下りやすい人は、腸内環境が乱れているため、ビタミン

Bが十分に作られていない可能性があります。

ビタミンB群というのは、「ビタミンB1」「ビタミンB2」「ナイアシン」「パントテン酸」「ビタミンB6」「ビタミンB12」「葉酸」「ビオチン」の8種類を指しています。これらは互いに協働しています。

ビタミンB豊富な食べ物は、豚肉や鶏のレバー、鮭やいわしやさんま、シジミ、アサリ、かきなど。玄米や卵、玉ねぎ、海苔にも豊富です。ほうれんそう草やブロッコリーなどの葉物野菜には葉酸が多く含まれています。

ビタミンBは水溶性ですから体内で蓄積することはできないため、毎日欠かさず摂取する必要があります。食事でのコントロールが難しい日もあるでしょうから、その場合は、総合ビタミンやB群がバランスよく含有されている「ビタミンBコンプレックス」でとることが望ましいでしょう。

98ページでは、ATP産生に働く鉄とビタミンB群が同時に取れるレシピを紹介しています。疲れた日の定番料理として活用してください。

投資 7
男性ホルモンを増強させる

レシピ
第2章
100ページ

「何となくやる気がでない」、「気持ちが上向かなくて気力が衰えている……」

そんなパワーダウンを実感するようになったら、意欲との関係が深い男性ホルモン「テストステロン」の分泌が低下している可能性があります。

男性ホルモンは男性に限らず、女性にとっても若々しさを維持するために重要なもので、低下を放置すると意欲や記憶力、骨量や筋肉量の低下など、さまざまな不調が現れます。うつ病の原因になることもあるのです。

男性ホルモンは、適切な睡眠やストレスをためない生活改善で増やすことができますが、食事でも補うことが可能です。

性ホルモン増強の最大のポイントは、「DHEA」です。

DHEAとは「デヒドロエピアンドロステロン」の略で、男性ホルモンや女性ホルモンの原料となるステロイドホルモンの一種で、副腎で作られています。

ＤＨＥＡの血中濃度は、20代をピークに徐々に減少していきます。個人差はありますが、70代には20代の約20％にまで下がってしまうケースもあります。

一方で、長生きで健康な男性はＤＨＥＡの血中濃度が高く維持されているという報告もあり、いつまでも元気でいることとＤＨＥＡとの関係が、アンチエイジングの研究家の間で注目されています。

ＤＨＥＡは、アメリカでは気軽に購入ができるサプリメントとして販売されていますが、日本ではステロイドホルモンを増やす作用があることから、医療機関からしか買うことができません。

「じゃあＤＨＥＡの摂取はできないのか……」とがっかりすることはありません。自然薯や里いもをはじめとする、粘り気のある「いも類」からとることが可能です。

体内のＤＨＥＡを増やす成分が自然薯に含まれることを、米国人研究者が発見したのが、１９３０年。以降「自然薯を食べると元気になる」といわれるようになり、同系統の粘り気のあるいも類である里いも、タロイモ、ヤムイモなどにもホルモンのような作用を持つ物質が多く含まれることが知られるようになりました。動脈硬化や心筋梗塞、糖尿病といった生活習慣病の予防にも効果がある、優れた食材です。

ホルモンバランスを適正に維持することは、健康投資の観点からいっても非常に重要です。100ページの「投資7　ホルモンの材料『DHEA』を食べて補給」を参考に、積極的に摂取してください。

また、鶏のむね肉やささみなどの良質なタンパク質や、かきやシジミ、エビなど亜鉛が豊富な魚介類には、テストステロンの生成を促す効果があります。これらも若々しさ維持のために、日常的にとりたい食材です。

1日のうち、男性ホルモン分泌のピークは朝にあります。朝に元気を感じられなくなったら危険信号です。一度、体内のDHEA濃度の指標である「DHEA－S」を血液検査で調べることをお勧めします。

当院では、初診時検査で必ず測定しています。

投資8

3つの栄養素をサプリでとる

前頁までは、2章のレシピとからめた食事からとるべき栄養についてお伝えしてきましたが、ここからは食事以外からとるべき栄養について補足していきます。

まず、現代人の生活で不足しがちな「ビタミンD」、「亜鉛」、「マグネシウム」の三つの栄養素については、食事だけで必要量を満たすことが難しいため、私はサプリメントの活用をお勧めしています。

●ビタミンD

ステロイドホルモンの一種ともいえるビタミンDの働きは、骨の健康を守る他、免疫増強作用、動脈硬化・糖尿病予防、筋力の維持、脳神経機能の維持……と多岐にわたります。

ビタミンDは、日光を浴びることで皮膚で作られる他、先にもお伝えした通り、鮭や青魚などの魚を食べることで補充することができます。しかし、年を重ねると皮膚での産生量が減少するのと同時に、食事の絶対量が少なくなるため、不足しがちです。実際、高齢者のビタミンD低下症が、世界中で問題視されています。

血液検査の結果によって、当院ではサプリメントでの摂取をお勧めしています。血液中の25（OH）D3濃度が20ng／ml未満を欠乏、20〜30ng／mlを不足と判断しています。その場合、40ng／ml以上を目標として、比較的安価で続けやすい「ビタミンD3」サプリメントで補充をしていきましょう

通常の場合、1日に2000〜5000IU（40〜125μg）の摂取を目安にするといいでしょう。

●亜鉛

200種以上の代謝酵素に関与しているといわれる亜鉛は、DNAやタンパク質合成や性ホルモンの分泌、免疫力のコントロール、視力や聴力にも関わってくる、極めて重要な栄養素。

また、スーパーオキシドディスムターゼ（SOD）という抗酸化酵素の活性中心（酵

素の必須構成成分）として、細胞を酸化ストレスから守る働きもしています。それ自体も金属である亜鉛が、体内ではさび止めとしての働きをしていることは、とても興味深いことです。

体内の亜鉛は、加齢と大量のアルコール摂取によって減少することが分かっています。アルコール代謝酵素の材料が亜鉛のため、飲酒量が多くなると、それだけ亜鉛が使われてしまうためです。

さらに問題なのは、亜鉛の摂取量も、近年では減少傾向にあるということです。米国の基準で、１日の必要量は15㎎と定められているのですが、60歳以上の約４割の人々が１日当たり約７㎎しかとれていないといわれています。

また、先にお伝えした通り、亜鉛の欠乏により、重金属汚染の影響を受けやすくなるというデメリットがあります。

亜鉛は、有害金属であるカドミウムや水銀と元素の性質が非常に似ているため、亜鉛が不足すると体がこれらの有害金属を体内へ吸収しようとしてしまうのです。

しかも、カドミウムは米、水銀は大型魚類に多く含まれているため、摂取する機会は非常に多いのがやっかいなところ。体内への吸収を防ぐためにも、亜鉛の摂取は重要です。

亜鉛の不足で、免疫力の低下も起こします。感染症にかかりやすくなったり、がんの発生率が高くなったりします。免疫の調整がとれなくなることで、体内の炎症もコントロールができなくなって、動脈硬化や骨粗しょう症、自己免疫疾患のリスクが高まります。加齢に伴って、体内の亜鉛総量は減少するため、ますますその傾向が強くなることに。

「年々、風邪をひきやすくなった」「加齢するにしたがって風邪が治りにくくなった」という実感がある人、お酒を飲む機会が多い人は、亜鉛の摂取を心掛けることをお勧めします。

亜鉛の摂取必要量は15～25㎎。亜鉛が豊富なかきやレバー、チーズ、煮干し、ココアなどを食べる習慣が少なく、食事だけで補充が難しそうな場合は、サプリメントの活用をお勧めしますが、急激な過剰摂取は急性中毒を、継続的な過剰摂取は銅や鉄の吸収を阻害する危険性があります。

マルチビタミン・ミネラルのサプリメントであれば、他の栄養素も補いつつ、比較的安全量をとることができます。

●マグネシウム

就寝中に突然足がつって目覚めた経験がある方。それは、マグネシウム不足のサインです。

マグネシウムは、成人の体内中、その60％が骨に、27％が筋肉に存在しており、血液中を流れているマグネシウムは全体の１％にしか過ぎません。

その働きは多岐にわたり、亜鉛を超える３００種以上の酵素反応の補助因子であり、細胞のエネルギー源であるＡＴＰ産生の補酵素でもあるのです。

つまり、鉄だけがあればいいのではなく、マグネシウムも十分量備わっていて、初めて細胞はエネルギーを作り出すことができるのです。

もう一つ、重要な働きがカルシウム濃度をコントロールすることです。細胞内のマグネシウムが不足に陥るとカルシウム濃度が上昇し、細胞代謝に障害が発生。朝方に足が「つる」のは、このせいです。

筋肉の収縮はカルシウムが働くことで生まれているのですが、収縮した筋肉を弛緩させるのはマグネシウムがないとできません。筋収縮と同様の現象が血管壁にある筋肉で起こると、血管が勝手に収縮してしまう血管れん縮が起こり、高血圧や狭心症の原因となります。

つまり、マグネシウムの不足を防ぐことで、血圧のコントロールや糖尿病・心臓血管病・骨粗しょう症・偏頭痛などの予防効果が期待できるということです。

マグネシウムの補充には、クロロフィルを多く含む青菜や海藻類、木の実、砂糖の弊害を無視できるなら、カカオ豆から作られるチョコレート、コーヒー、大豆製品がよいでしょう。

サプリメントによる1日当たりのマグネシウム摂取目安は、200～500㎎です。

投資 9

コーヒーとチョコレートでブレイク

「え、甘いもの食べていいの?」「これが健康への投資になると思えない」という声が聞こえてきそうですが、コーヒーやチョコレートには、昨今、さまざまな健康効果があることが分かってきています。

まず、コーヒーには抗炎症作用があることが確認されています。

他にも抗酸化作用、体熱産生作用、腸内細菌叢の多様性変化などが複合的に働いて、糖尿病を予防できる可能性があることも、最近の研究で明らかにされました。

さらに、肝臓病を予防したり、長寿になるなど、コーヒーの健康効果を示唆する研究は多数あります。

また、チョコレートにも同じように抗炎症作用があり、チョコレートの摂取で炎症反応の指数、CRPが下がることが分かっています。

これは、チョコレートの原料であるカカオに含まれる「テオブロミン」というアルカロイドの働きで、善玉コレステロールが増え、血管内の修復が進むことからではないかと考えられています。

ただし、チョコレート摂取にはポイントが二つあります。

一つは、砂糖や脂肪がたくさん使われているので、食べ過ぎはNGであること。そして、二つ目は健康効果を調べる実験で用いられているのと同じ、カカオ含有70％以上のものを選ぶこと。

高カカオチョコレートを少量とりながらのコーヒーブレイクは、健康的な習慣としてお勧めします。

投資10

入眠前にグリシンをとる

睡眠にまつわる悩みを持つ人は多いようですが、実は、睡眠の質に栄養が強く影響していることは、あまり知られていないようです。

睡眠中、脳細胞の隙間がわずかに拡張し、起きている間には処理することのできなかった老廃物の排せつをスムーズに行えるようにしているという調査結果が、サイエンス誌上で報告されています。

睡眠中、脳細胞がやや収縮し、隙間が広がったところに脳脊髄液が流れ込み、覚醒中に処理しきれなかった老廃物を洗い流していることが、その調査で判明しました。

また、日本では昔から「寝る子は育つ」と言いますが、体の発育や修復を担う成長ホルモンは睡眠中にしか出ません。成長ホルモンの分泌が少なくなると、細胞の新陳代謝がうまく機能しなくなり、ここでもまた老廃物をため込むことになります。

つまり、睡眠とは脳のクリーニングタイムであり、寝る間も惜しんで働き続けることは、むしろパフォーマンスを落とす行為ともいえます。

パフォーマンスアップのためには、質の良い睡眠をとりたいものですが「どうも寝つきが悪い」「眠りが浅くて途中で目が覚めてしまう」といった睡眠の悩みを、多くのビジネスパーソンが抱えています。

睡眠のリズムを改善したり、日中によく体を動かすなど、不眠解消のための方法は色々とありますが、実は、栄養状態を見直すことでも、睡眠の質をよくすることが可能です。

まず、深い睡眠を導くための手段として「グリシン」をとる、という方法があります。

グリシンは、筋肉や皮膚などを構成するアミノ酸の一種です。食品ではホタテやエビに多く含まれており、甘エビの「甘さ」の正体がグリシンです。グリシンは、体内でも作られています。

神経伝達物質として機能する他、肌の張りを維持するコラーゲンの3分の1もグリシンから構成されています。また、抗酸化物質の「グルタチオン」や筋肉のエネルギー源となる「クレアチン」も、グリシンを材料としています。

人は、入眠時に深部体温が下がり、この下がり具合が急であるほど深くて質の良い睡眠がとれるといわれていますが、グリシンには、深部体温を低下させて入眠へ導く効果があることが報告されています。

就寝前に摂取することで、睡眠の質をよくすることが期待できます。

また、グリシンはコラーゲンの構成成分ですから、コラーゲンの生成に欠かせないビタミンCを合わせて寝る前にとることで、美肌効果や血管、骨を丈夫にする働きも期待できます。

グリシンのサプリメントは多数販売されていますが、国内製造で低価格のものもあります。成分表をチェックして、グリシン100%のものを選ぶといいでしょう。

1日3グラムの摂取が目安です。

プラスして、朝と夜にビタミンB群のサプリメントを飲むようにすると、前述の通り、脂質・糖質・タンパク質といった三大栄養素のエネルギー代謝がスムーズになり、ATPの産生回路も滞りなく機能し始めます。

睡眠中にしっかりと体へエネルギーが充填された状態になるため、エネルギッシュな状態で目覚めることができるようになるでしょう。

逆に、就寝前にとると、睡眠の質を悪くするものもあります。

夜になると、「メラトニン」というホルモンが増量・分泌されて睡眠のリズムを調整する働きを行っていますが、睡眠前に多量のアルコールや糖質を摂取すると、このメラトニンの分泌が阻害されることがわかっています。

眠りが浅い、寝つきが悪い、すぐに目が覚めてしまう、といった睡眠にまつわる悩みがある人は、就寝の2～3時間前には食事を終え、血糖値を上げるものを食べないようにしましょう。

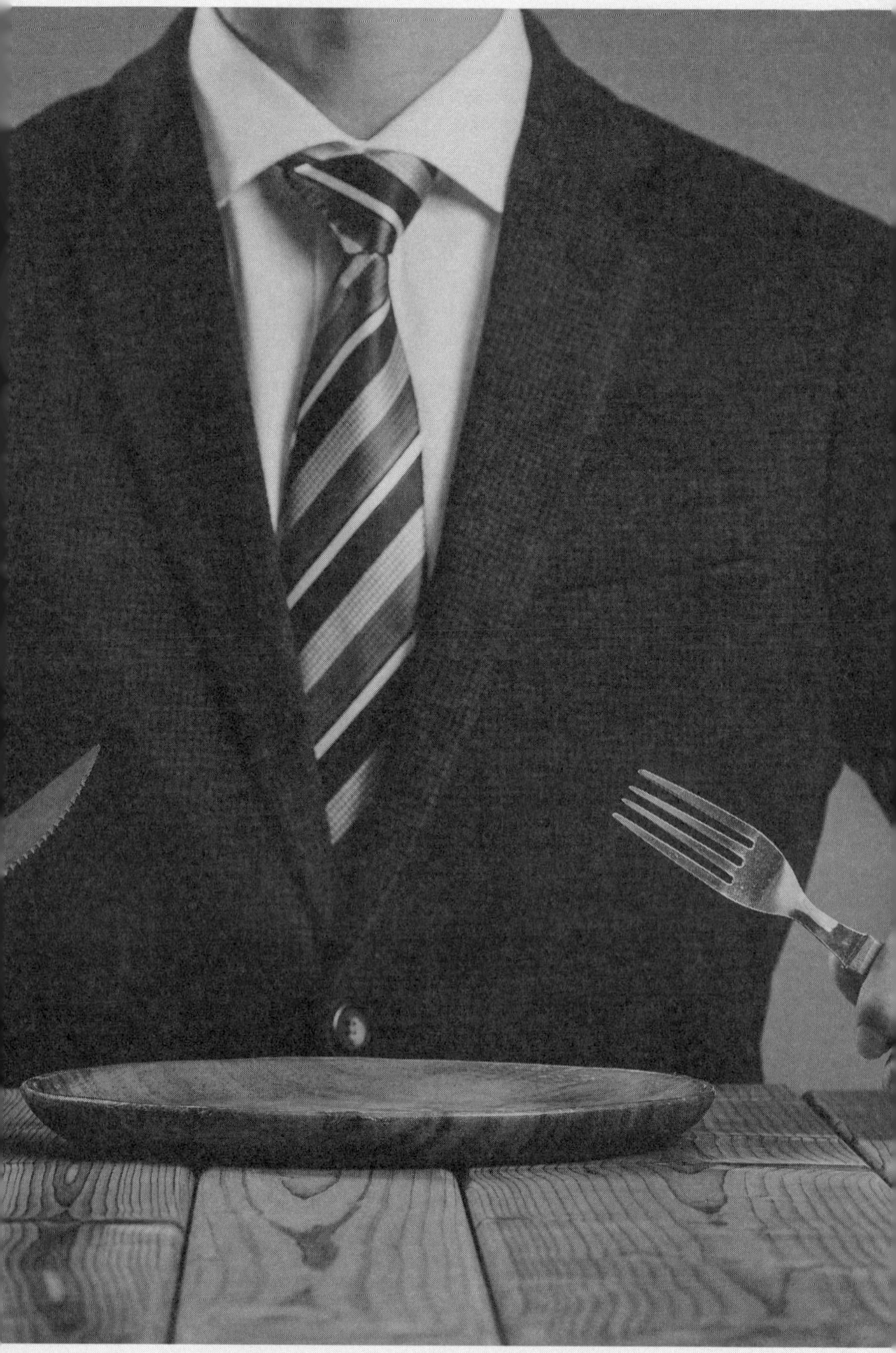

第4章

食べない投資

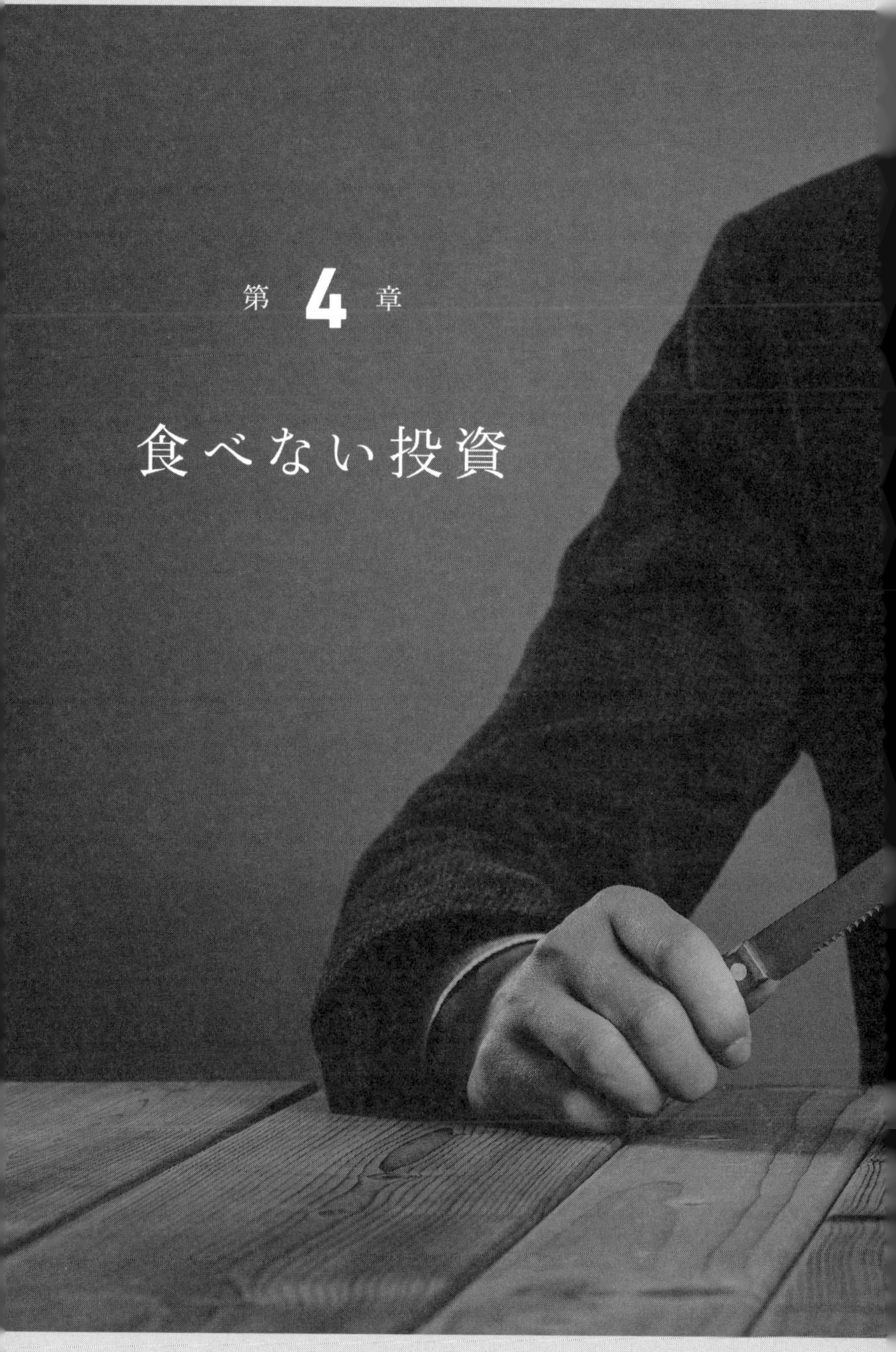

「食べない」ことが投資になるもの

これまで、パフォーマンスアップに必要な食べ物や食べ方についてお伝えしてきました。対して本章では、パフォーマンスを下げるハイリスクなものについてお伝えしていきます。

冒頭でもお伝えした通り、健康を維持し、体調を常にピークにするためには、「何を選ぶか」と同じぐらい「何を避けるか」は重要です。どんなにいいものを食べていても、健康被害をもたらすものを日常的に摂取していては、台無しになってしまうからです。

現代社会においては、避けるべきものに対して知識を持ち、自衛をしないと無意識のうちに大量の「避けるべきもの」を取り込んでしまうことになります。

自衛のための「食べない投資」ができるように、必要な知識をここではお伝えしていきます。

現代人は糖質のとり過ぎ

糖質は効率よく細胞のエネルギーを生みだす貴重な栄養素です。

しかし、現代社会はあまりにも利便性が高まり、いつでもどこでも簡単に糖質を食べることができるようになってしまいました。その結果、ほとんどの現代人が糖質摂取過剰の状態に陥っています。

朝にパン、昼にパスタを食べ、午後にいただきもののお菓子を楽しむ。健康のために野菜ジュースを飲み、夜は会食でワインを飲みながらのフルコース……といった高糖質な食生活は、ビジネスパーソンには珍しくないことでしょう。

ハイパフォーマンスを目指すには、脳細胞のエネルギー源となる糖質摂取も必要ですが、糖質摂取量が多過ぎると、かえってパフォーマンスを落とすリスクもあります。

リスクの一つに、糖質過剰摂取による高血糖状態が長く続くと、糖質とタンパク質が化合して生じる「糖化タンパク質」が増えてしまうということがあります。

糖化タンパク質の中で、正常の状態に戻れなくなってしまったものが「ＡＧＥｓ（終末糖化タンパク質）」です。

これは、さまざまな細胞障害を引き起こすことが知られています。ＡＧＥｓについては「食べない投資６（１７８ページ）」で、詳しくお伝えします。

欧米人と比べて、日本人は血糖値を下げるホルモンであるインスリンの分泌量が少ないと言われており、その結果、同じ量の糖質を食べても高血糖になりやすい人が多くいる可能性があります。さらに高血糖状態が続けば、避けたい病気の一つである糖尿病になるリスクも増えてしまいます。

リスクの二つ目は、糖質、中でも精製された穀類や砂糖類などのとり過ぎによって、血糖値の乱高下を引き起こし、体調不良の原因となることです。

急激に血糖値が上昇すると、血糖値を下げるために大量のインスリンが分泌されます。このため血糖値は下がり始めるのですが、インスリンの影響は血糖値が下がった後まで残るため、数時間後には血糖値が必要以上に下がってしまう、という現象がおきます。この状態を「低血糖状態」と呼びますが、集中力や思考力の低下や、体のだるさなど、さまざまな症状を伴うことが知られています。

高血糖や低血糖がどんな悪影響を与えるかについて、次にまとめます。

①糖尿病

血液中のブドウ糖濃度である血糖値が、適正値よりも高い状態が続く病気で、現代人の20～30％が罹患するといわれています。発生の原因はインスリンの分泌不足やその働きに異常が生じることにあります。

糖尿病には二つの型があります。「1型」は膵臓でインスリンを産生できなくなることによっておきるもの、「2型」は栄養の偏り、過食、運動不足などの生活習慣が加わることで、インスリンの分泌不全や働きの低下が起こり発症します。働き世代に発症する確率が高いのが、この2型です。

糖尿病の怖いところは、その合併症にあります。

糖尿病ではＡＧＥｓが増えることによって、抹消血管がダメージを受けてしまいます。その結果、糖尿病性網膜症、糖尿病性腎症、末梢神経障害といった深刻な合併症が起きてしまいます。

さらに近年の研究で、糖尿病ではアルツハイマー型認知症の発症率が高くなるということも明らかにされてきました。

すなわち糖尿病になると脳の機能にも好ましくない影響があるということです。

②動脈硬化

高血糖の状態が続くと、当然ですが血中インスリン濃度が常に高い状態が生まれます。

インスリンは老化を進める最悪のホルモンとも言われ、アンチエイジングドックでは空腹時インスリン濃度を下げることが重要な目標の一つに挙げられます。

高血糖、高インスリン血症が持続すると、動脈の変性が起こりやすくなり、その結果動脈硬化が進行し、高血圧やさまざまな心臓疾患の原因となります。動脈硬化が起こったところで血栓が生まれると、その先への血流障害が起きるため細胞が死んでしまいます。

これが「梗塞」であり、心筋梗塞や脳梗塞が一般的に知られています。

③肥満

インスリンは、肥満にも深く関係しています。

高血糖が持続すると、インスリンは糖を脂肪細胞に送り込み血糖値を下げようとします。その結果、脂肪細胞の中でも特に内臓脂肪が増える結果となります。

寝る前に糖質を大量に摂取する場合には、この傾向が顕著になるようです。内臓脂肪が増えると、今度はこの脂肪細胞からさまざまな物質が放出され、高血圧やさらなる肥満の原因を作ることもわかってきました。

このように、糖質の過剰摂取は悪循環の歯車を回す原因となってしまいます。

④脳機能への影響

血糖値が急上昇すると、すい臓が大量のインスリンを分泌し、数時間後には血糖値が急降下します。その軌道は、まさにジェットコースターです。

大量のインスリンが分泌されると、通常の空腹時（80～100㎎／dl）よりも血糖値が下がってしまう「低血糖」に陥ります。70㎎／dlを下回ると、眠気に襲われたり体がだるくなったり、何だか落ち着かずに集中が途切れて仕事が手につかないだけでなく、イライラしてしまったりする精神症状を呈することもあります。

このように、血糖値の変動はさまざまな弊害を引き起こすことから、何かを口にするときは糖質のとり過ぎにならないかどうか、気を付けることが重要です。

では、糖質はどの程度摂取したら良いのでしょうか。

その判断をするための、一つの指標となる研究論文があります。

ハーバード大学が2018年に発表した、炭水化物摂取量と死亡率との関連を調べた研究論文を見てみましょう。

この研究では、極端なカロリー摂取をしていない1万5428人の成人男女を対象に、平均で25年間の間、食事の内容と生命予後との関係を調べました。

この結果、炭水化物からの総エネルギー摂取が50～55％の群が、最も死亡リスクが低いことが判明したのです。一方で、最も死亡リスクが高かったのが、炭水化物摂取

70％の群と、40％の群でした。

つまり、炭水化物摂取量が多過ぎても、少な過ぎても、死亡リスクは高くなるということです。

これを踏まえると、大切なのは過剰な糖質制限をするのではなく、個々の運動量や体質によって糖質の必要量はどれぐらいかを経験や検査から知っておく必要があることがわかります。

私は、クライアントに対しては、1日の糖質摂取量を200〜250g以内にすることを勧めています。減量目的の場合であれば、1日の糖質摂取量を150g以内にする「マイルド糖質制限」がよいでしょう。

ハーバード大学の研究で最も死亡リスクが低かった「炭水化物50〜55％」は、1日の摂取カロリーを2000カロリーとした場合、炭水化物から食物繊維を除いた糖質量でいうと200〜250gです。

ただし、デスクワーク中心の仕事だったり、毎日運動をしていない場合には、少々多い量かと思いますので、150～200g以内を目安にすることをお勧めします。

一般の方は、糖質を1日あたり200～300gとっていると言われているので、150～200gは実現しやすく無理のない数字かと思います。

茶碗に普通に盛った白米の糖質は50g前後なので、わかりやすいのは朝と昼に茶碗1杯ご飯を食べて、夜は主食を控えておかずのみにするという方法。おかずにも糖質は入ってくるので、これで大体150gに近い数字になるという算段です。

どうしても空腹を感じてしまったときの間食は糖質以外のものにするか、糖質をとった分、ご飯の量を調整することで対応します。

私が監修したあるテレビ番組のダイエット企画で、この「1日の糖質摂取150g」を13名の方に1カ月間、実践してもらったところ、平均3kgの減量に成功しました。

ダイエット前後の血液データをみると、脂肪が分解されることで発生する「ケトン体」の濃度が、ダイエット前と比べると平均で7倍に増えていました。

ＣＴスキャンで調べたところ。皮下脂肪と内臓脂肪の両方が減少していましたが、特に内臓脂肪が大幅に減っていたことがわかりました。

糖質を適切に制限することで、体内の脂肪がどんどん分解される体質に変化したということです。

つまり、血糖値の乱高下を避けるためには、糖質の質と量を適正にすることが重要である、ということです。食べていい糖質と避けるべき糖質があり、さらに食べ方も影響してきます。次から、詳しくお伝えしていきましょう。

食べない投資 1

「甘い飲料」は飲まない

無意識のうちに砂糖を摂取してしまいがちなのが、缶コーヒーなど市販の飲料です。短時間に大量の糖質を体に取り込むことになるため、血糖値に対する悪影響は甚大です。今後、口にする飲み物は「水」か「茶」か「コーヒー」の3択を基本とすることをお勧めします。いずれも砂糖は添加しません。

1章でもお伝えした通り、清涼飲料については可能な限り避けたほうが無難です。国内における清涼飲料水の生産量は、年々増加の一途をたどっていますが、健康管理の目的から「甘味飲料への課税」や「人工甘味料への置き換え」を望む声も多く、その消費に対して警鐘が鳴らされています。

そのなかで、砂糖を使用した甘味飲料と100%果汁のジュースと人工甘味料を使用した飲料の三つを使って、発がんとの関係性を調査したグループがありました。結果、砂糖を使用した飲料と100%果汁のジュースで発がん率の上昇がみられた一方で、人工甘味料を使用した飲料では、発がん率の上昇はみられなかったとのことでした。

100%果汁のジュースは健康を促進するイメージがあるかと思いますが、これによりそのイメージは完全に崩壊したということです。

なお、人工甘味料と発がんとの明らかな関係は見られずとも、人工甘味料には腸内細菌叢を変化させてしまう別のリスクがあります。いずれにせよ安易に摂取すべきものではない、ということです。

いくら食べても満腹感も満足感もないのでどんどん食べたくなる人工甘味料が「異性化糖」です。とうもろこしのでんぷんが原料のため「コーンシロップ」とも呼ばれ、原材料の表記に「ブドウ糖果糖液糖」「果糖ブドウ糖液糖」と記されています。清涼飲料水だけでなく、市販のお菓子にも広く使われている、注意が必要な甘味料です。

砂糖は消化管に入ると「果糖」と「ブドウ糖」という2種の単糖に分解され、それぞれのルートで消化されます。

ブドウ糖は血液中に流れ出て全身の細胞をめぐり、エネルギー産生に使用されるのに対し、果糖は肝臓で代謝されます。このため、果糖は血糖値を上げないばかりか、甘味が強い上にブドウ糖よりも低カロリーという特性に注目が集まり、健康にもよいというイメージが浸透していました。

ブドウ糖は血糖値を上げることで満腹中枢に働きかけて食欲を低下させますが、果糖にはこうした働きがないため、簡単にとり過ぎてしまうリスクがあります。また、そのとり過ぎが脂肪肝や大腸がんなどを誘発し、健康資産を損失させる「果糖中毒」を引き起こします。

諸外国では、こうした甘味料入りの飲料に課税する「砂糖税」が広がりを見せています。２０１４年に砂糖入り飲料に対して10％の課税を施行したメキシコでは、１年未満のうちに砂糖入り飲料の売り上げが５％減少しました。経済的に恵まれない家庭では、10％弱の減少を見せました。

アメリカのカリフォルニア州（バークレー）でも、同じように砂糖入り飲料への課税である「ソーダ税」が２０１５年に施行されました。その税率はなんと25％と最高レベルです。その結果、法律が施行されてからわずか4カ月で低所得者が多く住む地域での砂糖入り飲料の販売は、21％も減少しました。

同じように、イギリス、フランス、フィンランド、ハンガリーにおいても同様に砂糖税が施行されています。課税を逃れるために糖度を下げたり、なくしたりする飲料メーカーも出ているようです。

砂糖税による健康効果は今後の調査で明らかにされることでしょう。

タバコやアルコールと同じく、砂糖は中毒性の強い食品ですから、物理的に遠ざけること、目に入らないようにすることが離脱の有効な方法であることは確かです。先にもお伝えした「ペットボトル症候群」を予防する施策として、「高くて買えない」「家においていない」という環境をつくることは、非常に有効であると考えます。

日本においては、砂糖入りの清涼飲料は何の制限もなく、野放し状態ですから、買わない、家に置かない、口にしないを三原則とすることをお勧めします。

食べない投資2

糖度の高い「果物」「野菜」は避ける

昨今、店頭で売られている果物は、一昔と比べるとずいぶんと甘くなった印象はないでしょうか？　それは、最近の果物は品種改良で糖度がどんどん高くなったためです。糖度が高い甘い果物ほど、消費者が「おいしい」と感じてよく売れるために農家は競って果物の糖度をどんどん高めてきた結果です。

「果物は体にいいから」「砂糖じゃないから……」とついついたくさん食べたくなるところですが、ハイパフォーマンスを志すみなさんは、ときどきの楽しみ程度に控えることをお勧めします。当たり前ですが、甘ければ甘いほど糖質は多いと考えてください。

ただ、どうしてもデザートが食べたいときには、白砂糖がたっぷり使われたお菓子よりも、ビタミン・ミネラルが豊富な果物を選ぶほうが正解です。血糖値に大きなインパクトを与えないよう、糖度の高いもの（特にパイナップルやモモ、バナナなど）を避け、少量を楽しむようにしましょう。

食べない投資 3

「白い主食」に別れを告げる

白米ごはんや食パン、うどんなど白い炭水化物は、精製の過程で本来あるはずのビタミン、ミネラル、食物繊維を失い、ほぼ糖質だけになっています。これらの精製された食品は、栄養が失われた空っぽのカロリーという意味で「エンプティカロリー」と呼ばれています。

エンプティカロリー食品を食べると、カロリーだけは得られますがビタミンやミネラルなどの栄養が得られず、体は栄養失調状態になります。すると、脳が「もっと栄養をとれ」と指令を出すため、食欲がさらに加速します。白いご飯やパン、麺が食べすぎになりやすいのは、このためです。

しかも、エンプティカロリーはその糖質の多さから、分解のためにビタミンB群をいたずらに消費し、さらに栄養失調が深刻化します。その上、エンプティカロリー食品は食物繊維も乏しいため、食べると血糖値の乱高下を引き起こします。
食べると体に益になるどころかマイナスになるという――まさしく、栄養泥棒なのです。

糖質の摂取を控えるようお伝えすると、炭水化物全てを控えたほうがいいと誤解する人が多いのですが、そういうわけではありません。というのも、炭水化物とは「糖質＋食物繊維」であり、質を選び、量をコントロールすれば問題はありません。

「白い主食」の代わりに玄米や雑穀米、ブランパンやライ麦パン、全粒粉を使ったものなどを選ぶことが基本になります。未精製の穀類は、エンプティカロリー食品と違って、ビタミンやミネラル、食物繊維を丸ごと残しているので「ホールフード」とも呼ばれます。

これまでお伝えしてきた通り、食物繊維は血糖値の上昇を緩やかにし、ビタミンB群が糖質の代謝をサポートします。未精製の食品は、ヒトの体にとって、実に都合よくできていることがわかります。

食事をする上で、食べる順番を工夫すると血糖値の上がり方に差が出ます。最初に、糖質メインである白米を口に入れれば、それが少量だったとしても血糖値は急激に上がります。

同じ白米を食べるにしても、最初に野菜やきのこ類など食物繊維を多く含むものを食べ、味噌汁を飲み、おかずを食べ、最後に白米といった「カーボラスト」の順番にすると、血糖値の上がりは緩やかになります。食物繊維や油脂には糖質の吸収を緩やかにする働きがあり、血糖値の急上昇を抑えてくれます。

食べない投資 4

食べる時間に注意する

深夜に食べると太りやすいということは、経験則として、ほとんどの方がご存じかと思います。人間の体にはリズムがあり、胃腸などの消化器の働きも時間によって変わることがわかっています。

午前中は、排泄を中心とした体をリセットする時間帯。午後に入ると、消化力が高まってエネルギー消費がスムーズな時間を迎えます。そして、夜間は体が栄養素を吸収し、ため込みやすい時間帯となります。

体のリズムに合わせるならば、朝食はあっさりとしたものを軽くつまむ程度に済ませ、午後は栄養たっぷりのものをしっかり食べてエネルギーを補充し、夜間は空腹を感じない程度に軽めのものを少しとる……というのが正解です。

ビジネスパーソンは夜に会食が入ることが多いため、1日の中で夜の食事の比重が大きくなる人が多いです。そうでなくとも、一般的には3食のうち夕食が充実しているという人が大多数でしょう。

しかし、実は夜にお腹いっぱい食べることは、体に脂肪をため込みやすく、パフォーマンスの低下を起こしやすい習慣です。

日ごろから会食の多い人は、時間の設定に留意したり、もしくは時計の針が夜9時をしめしたら、さりげなく箸をおくことをお勧めします。

自宅での夕食ならば、なるべく早い時間に軽めの夕食をとるのがベストです。

食べない投資 5

トランス脂肪酸（植物油脂）

3章で、体の炎症を防ぐ食べ物についてお伝えしました。

炎症は、ストレスや外傷、細菌感染などによって引き起こされる他、食べ物が原因になることも多々あります。細胞が傷つくことで生まれる炎症を予防する上で、最も警戒すべきものが、「食べるプラスチック」とも呼ばれるトランス脂肪酸です。

トランス脂肪酸は、自然界には微量しか存在しない特殊な脂肪酸です。不飽和脂肪酸に水素を添加したり、高温処理したり、科学的な方法によって油脂を抽出したときに生成されます。

マーガリン、ショートニング、植物性油脂、植物油脂と表記されているときは、高濃度のトランス脂肪酸が含まれていると考えてください。

脂質には、細胞膜を作って細胞の形や柔軟性を保つ大切な役割があります。しかし、トランス脂肪酸は通常の脂肪酸とは構造が異なるため、細胞膜の変形の原因となり、その結果「善玉コレステロール」のＨＤＬを減少させ、逆に「悪玉コレステロール」のＬＤＬを増加させるといわれています。

3章で、炎症を予防する油としてココナッツオイルや魚油についてお伝えしましたが、炎症について考えるとき、良い油と悪い油の知識は必須です。もう少し詳しくお伝えしておきましょう。

油の中でも、少し前まで悪者として避けられていたのは、バターやラードといった動物性脂肪です。しかし、今はどちらかというとサラダ油などに多く含まれるリノール酸のほうが悪者であるということが指摘されています。

脂肪酸と呼ばれるものには、次の2種類があります。

●炭素の二重結合がない「飽和脂肪酸」
●炭素の二重結合がある「不飽和脂肪酸」

飽和脂肪酸は、さらに炭素の数によって三つに分けられます。5個以下は「短鎖脂肪酸」、6〜12個はココナッツオイルなどに多く含まれる「中鎖脂肪酸」、13個以上はバターや牛脂など動物性脂肪に多い「長鎖脂肪酸」と呼ばれています。

一方、不飽和脂肪酸は、結合の数によって「一価不飽和脂肪酸」と「多価不飽和脂肪酸」に分類され、二重結合の部位によって「n‐6（オメガ6）系」と「n‐3（オメガ3）系」に分けられます。オメガ6系はリノール酸やリノレン酸が代表的な脂肪で、ごま油や大豆油、キャノーラ油などの植物由来の油です。いわゆる「サラダ油」にはリノール酸が多く含まれますが、リノール酸は体内で代謝されるとアラキドン酸を増やし、体内に炎症を起こす原因となります。このため、揚げ物料理などは、食べ過ぎないように注意すべきです。

一方、安心してとれるのが、オメガ3系。えごま油やアマニ油、紫蘇油や魚油（DHA、EPA）などがあります。

DHAやEPAは先にお伝えした通り、炎症を抑制する物質を作ることが知られています。また、えごま油やアマニ油が多く含む「αリノレン酸」は、体内でDHAやEPAに変化すると考えられますが、これには個人差もあるようです。

日本人の場合、アマニ油からEPAを生成する代謝酵素を持つ人は1〜2割程度といわれています。炎症予防効果が必ずしも得られるわけではありませんが、炎症原因にはならない油として認識しておくとよいでしょう。

一価不飽和脂肪酸のオリーブオイルや飽和脂肪酸を多く含むココナッツオイル、バター、牛脂や豚脂も炎症を引き起こすリスクは低いと考えてよいでしょう。

ただし、アマニ油やえごま油、オリーブオイルは加熱されると酸化するため、生食がベストです。

次の項目をまとめとして、頭に入れておくことをお勧めします。

●選ぶ油　バター、ラードなどの動物性油脂（適度に摂る）
いわし、さば、あじなどの青魚
低温抽出のココナッツオイル
オリーブオイル（生食で）

●排除する油　マーガリン、ショートニング、ファットスプレッド、植物油脂、植物性油脂などトランス脂肪酸（市販のパンやお菓子にも多い）
サラダ油、ヒマワリ油、コーン油など植物由来の油脂

食べない投資 6

揚げ物など高温調理された食べ物

「焦げを食べるとがんになる」と聞いたことはないでしょうか？　「そんなの迷信みたいなものでしょ？」と思っていたとしたら、大間違いです。

高温で調理された揚げ物や焼き物には「ＡＧＥｓ（終末糖化産物）」という物質が含まれており、これが、体内の炎症の原因になります。アンチエイジングの世界では、最強の老化促進物質とも言われています。

カリッと揚げられた唐揚げやコロッケ、カレーの決め手となるあめ色の玉ねぎ、色味から食欲をかきたてるパンケーキなど、タンパク質と糖質を含む食材を「キツネ色」と呼ばれる褐色に仕上げたものはすべて「ＡＧＥｓ」という糖化の産物を発生させています。

ＡＧＥｓを増やす原因には、体内で起こる反応と外部から「糖化した食べもの」をとるという二つのルートがあり、いずれの場合も老化を促進します。

肌を構成するコラーゲンが糖化すればシミ・しわ・くすみを発生させます。血管であれば動脈硬化を引き起こし、骨であればもろくなる……というわけです。

高温調理されたものには、大量のＡＧＥｓが含まれていることを頭に入れておいてください。

会食の際に自分でメニューを選べる場合には、「焼く」より「茹でる」、「炒める」より「煮る」、「揚げる」より「蒸す」といった調理法で供される料理を選ぶことをおすすめします。より低温で調理されたものを選ぶのがコツです。

寿司や刺身などは過熱されていないため、当然ながら、ＡＧＥｓ摂取のリスクは低くなります。

食べない投資 7

食品添加物

日本は添加物王国だ、などといわれています。実際、諸外国では使用を禁止されているものが、認可を得ていることがとても多いです。先にお伝えした果糖やトランス脂肪酸などは、その典型です。

しかし、今はいろいろな情報を、インターネットを始め、自ら集めて調べることができます。本書もその情報源の一つです。投資になる食べ物、投資にならないどころか健康を損なう食べ物について、自ら知識を得ることで自衛をすることをお勧めします。

身近な添加物として挙げられるのは、防カビ効果などの目的で食パンなどに使用される「プロピオン酸」です。

プロピオン酸を摂取すると、糖質代謝が撹乱されてインスリン抵抗性が上昇し、食後血糖値が上がりやすくなる、つまり肥満や糖尿病の原因となる可能性があるとして警告する報告があります。

別の研究報告では、ビーフジャーキーなどの食肉加工品に使われている「硝酸塩」について、触れています。そう病など精神科疾患に患っている対象者が摂取している食品を確認し、健常人との比較を行ったところ、硝酸塩を添加したビーフジャーキーを食べている人では、オッズ比（ある事象が起こりやすくなる比率）3・5倍という確率でそう病に罹患しやすいことが確認されました。

そして、オッズ比は低いものの、硝酸塩を添加したビーフジャーキー摂取により、その他の精神科疾患にも罹患しやすい傾向が見られました。

同研究グループは、ラットに硝酸塩を添加したエサを与えると過活動になることと、腸内細菌叢の変化が起きることなどを確認したとのこと。

硝酸塩や、同様にハムやソーセージなど食肉加工品に使われるリン酸塩のリスクは、摂取した直後に出るだけでなく、経年的に母体や胎児に影響を及ぼす可能性もあります。加工食品の摂取は、やはり可能な限り避けた方が賢明です。

食べない投資 8

有害金属をなるべく避ける

現代人は、知らず知らずのうちに体内に有害金属を取り込み、じわじわと蓄積をしています。取り込みやすい有害金属には、ヒ素、水銀、カドミウム、鉛、アルミニウム、ニッケルなどがありますが、それぞれの侵入経路は次のようなものです。

①ヒ素：農薬、魚介・海藻類、産業廃棄物、土壌、残留農薬、殺虫剤、排気ガス
②水銀：魚介類、歯科充填剤のアマルガム、柔軟剤、防カビ剤
③カドミウム：たばこ、タイヤ摩耗粉塵、飲料水、缶詰、農作物、排気ガス
④鉛：たばこ、鉛管による水道水、排気ガス、缶詰、毛染め剤、印刷物、塗料、殺虫剤、乾電池
⑤アルミニウム：加工食品（食品添加物）、胃薬（酸化アルミニウム）
⑥ニッケル：化粧品類

どれも生活の中で接触しやすいため、知らず知らずのうちに体内に有害金属がたまっていきます。そして、ある時から炎症を起こし、アレルギーや疲労、肌荒れ、関節や筋肉の痛みなどさまざまな症状を引き起こします。。

有害金属に汚染されているか否かを知る簡単な方法は、毛髪ミネラル検査です。この検査では、有害金属にどの程度汚染されているかだけでなく、必要ミネラルの過不足を知ることもできます。

当院では、毛髪をアメリカの専門機関へ送り、17種類の有害金属と、22種類の必要金属の濃度を調べています。

必要な金属とは、亜鉛やクロム、コバルトなど、アンチエイジングに働くミネラルのことで、これらが十分にとれているかどうかの判断も行っています。

食べない投資 9

過度な飲酒を卒業する

「酒は百薬の長」といわれますが、果たして本当にそうなのでしょうか。米国では疫学研究にて、アルコールによる発がんが注目されているという報告があります。

飲酒による発がんの原因は、アルコールが体内で代謝されて生まれる「アセトアルデヒド」という有害物質にあります。そして、このアセトアルデヒドは、遺伝子に直接作用して発がんを促進する働きがあります。

また、活性酸素の産生量を増やして炎症反応を起こしやすくすること、細胞中のビタミンB6や葉酸といった有益な成分を減少させる働きがあることなども、アセトアルデヒドがもつ発がんのリスクファクターです。

アセトアルデヒドを分解する能力には個人差があり、主に遺伝子によって次の3タイプがあることが知られています。

●GG型　効率よく分解できるタイプ
●AG型　分解速度が遅いタイプ
●AA型　分解能力がないタイプ

GGの人は酒豪タイプです。この遺伝子を持つ人は、大量に飲めてしまうので、発がんよりもアルコール中毒になるリスクに注意してください。

AAの人はまったくの下戸なので、そもそもアルコールを飲むことができません。ですから、アルコールによる発がんリスクはありません。

お酒による弊害を最も気をつける必要があるのは、中間のタイプであるAG型です。ビール一杯で顔が赤くなるのですが、経験をつむとある程度飲めるようになるタイプです。飲めるので飲んでしまう、でもアルデヒドの分解は遅いので、長時間、体内にアルデヒドが残留することになります。

結果、AG型の人は食道がんや咽頭がん、喉頭がんになるリスクが最も高いといえます。

食べない投資 10

たばこを卒業する

食べ物ではありませんが、口から体内に摂取するものとして、たばこについても触れておきましょう。

近年の研究では、たばこはたとえ1本でも、健康被害が高くなることが分かっています。さらに、喫煙は骨格筋を損傷することも研究で明らかにされました。

米国の軍人を対象に、喫煙のもたらす影響について調べたところ、紙巻たばこの喫煙者では、非喫煙者に比べて身体トレーニング中の骨格筋損傷のリスクが男女ともに20〜30%上昇することがわかりました。さらに、喫煙の本数や頻度が高い人ほどそのリスクも増える傾向にあったのです。

ほんの数カ月の喫煙であっても、そのリスクははっきりと増大したといいます。

実は、私も大学生時代に興味本位で喫煙をしたことがありました。ところが、当時打ち込んでいたスキー部の練習で、運動能力の低下をはっきりと実感したため、即刻禁煙をした経験があります。

屈強な軍人の骨格筋でさえ、甚大な痛手を負うのがたばこです。体力、運動能力を著しく低下させるものをわざわざ摂取して、パフォーマンスを落とす必要はありません。

最近では、「普通のタバコはダメだけど、電子タバコなら安全」と考えている人も多いと思います。

残念ながら、最新研究では電子タバコの方がさらに危険性が高いことが指摘されています。２０１９年、米国では電子タバコの発売に規制をかける動きがあります。

食べない投資

11

ファスティングを習慣化する

最後に、「食べることを休む」ことが投資になる、ということをお伝えしましょう。

短期間の絶食が、慢性炎症の改善に働くことが、最近の研究で明らかにされています。12名の健常人を対象に、数日間のファスティング前後の血液細胞の変化を調べた研究があります。その研究では、血液細胞の一種である「単核球」の数が多い人は、ファスティング後に単核球数が減少する傾向があることが確認されました。

単核球は、炎症反応に呼応してその数を増やすという特徴があります。つまり、炎症が進むと単核球の数は増え、炎症が下火になると数が減るというわけです。

次に、マウスを用いて4時間のファスティングを行い、同様の調査をしたところ人間と同じ結果が認められました。その上、単核球の炎症促進作用が減少していることもわかったのです。

このことからファスティングによって炎症が緩和する理由の一つとして、単核球数に変化があること、またファスティング自体が抗菌作用を弱めているわけではないことが明らかにされたのです。

また、別の調査ではファスティングタイム（食事と食事の間隔）が長いほうが健康寿命に効果的である、という結果が報告されています。その調査で興味深かったのは、食べているものの質は関係なかったということ。

栄養学という視点に立つと「何を食べているか」に注目しがちですが、食べていない時間を意識的にとることのほうが、胃腸や肝臓など消化器系統の修復時間も長くなり、調子が整いやすいといえます。

私がお勧めしているのが、休みの日に実践する「プチ断食」です。にんじん1本、トマト1個、レタスかキャベツを3枚、あればほうれん草1／2束。それら全てをミキサーにかけ、食事代わりに1日3回飲むというものです。飲みにくさを感じる場合は、りんご1個やレモン汁1個をプラスしてください。

これだけでは物足りない、という人は消化のよいもの……スープを少量とるなどしてストレスないようにコントロールするのがいいでしょう。

水以外は口にしない、といった極端なファスティングは、専門家の指導のもとに行うことをお勧めします。

日ごろの会食が多いビジネスパーソンの方は、空腹感を抱く時間が少なくなっているのかもしれません。その場合、ファスティングタイムを意識的に作り、消化器の状態をリセットすることも必要でしょう。

排泄機能も高まり、老廃物を出し切ることで体が軽くなるという利点もあります。

おわりに

最後までお読みいただき、ありがとうございました。

本書でお伝えしたかったことのポイントは、体調は何を口にするかという選択で決まるということです。摂取する栄養素の過不足によって、人間の健康状態は左右されます。日々の健康は、日々の食栄養の積み重ねで作られているということです。

「最高のパフォーマンスというリターンを得る」ためにはどのような投資を行えば良いのか。今回はこのことを目的として「医学的に正しい最新の栄養学」にフォーカスした内容をお伝えしてきました。

最後に、チベット仏教の法王、ダライ・ラマ14世が「世間の人間を見て、最も驚くことはどんなことでしょうか」というインタビュアーの質問に対して答えたという言葉をご紹介したいと思います。これは以前、米国のセミナーに参加した時に恩師から教えていただいた箴言です。

「金を稼ぐために健康を害し、
今度は病を治すために、稼いだ金を使う。
将来の心配ばかりをして、現在を楽しむことをしない。
その結果、人々は現在にも未来にも生きていない。
あたかも人生が永遠に続くかのように生きているが、
真の意味での人生を全うすることなく死んでゆく」

ダライ・ラマ

本書を手に取っていただいたみなさんが、健康を損なうまで働き過ぎないこと、そして今という一瞬を存分に生きることで、真の意味での人生を全うされることを，心から願います。

本書が、そのための一助となれば、それ以上の喜びはありません。

2019年11月

満尾　正

参考文献

Effect of n-3 fatty acid supplement to patients with atopic dermatitis. J Intern Med Suppl. 1989; 731: 233-6.

The Effects of Blood Glucose Levels on Cognitive Performance: A Review of the Literature NASA/TM–2007-214555

Japanese fermented soybean food as the major determinant of the large geographic difference in circulating levels of vitamin K2: possible implications for hip-fracture risk. Nutrition. 2001 Apr;17(4):315-21.

Higher omega-3 index is associated with increased insulin sensitivity and more favourable metabolic profile in middle-aged overweight men.Sci Rep. 2014 Oct 21; 4: 6697.

Dietary carbohydrate intake and mortality: a prospective cohort study and meta-analysis. Lancet Public Health 2018; 3: e419–28

Microglial UCP2 Mediates Inflammation and Obesity Induced by High-Fat Feeding.Cell Metabolism.September 2019

Coffee consumption and reduced risk of developing type 2 diabetes: a systematic review with metaanalysis.NutrRev.2018Jun1;76(6):395417.doi:10.1093/nutrit/nuy014.

Coffee Consumption Is Positively Associated with Longer Leukocyte Telomere Length in the Nurses' Health Study.J Nutr.2016 Jul;146(7):1373-8. doi: 10.3945/jn.116.230490. Epub 2016 Jun 8.

『ココナッツオイルが認知症に効く本当の理由』中野重徳、満尾正　宝島社

Dietary Intake Regulates the Circulating Inflammatory Monocyte Pool.Cell. Vol.178,Issue5,p1102-1114.E17,August22,2019.

Dietary Intake Regulates the Circulating Inflammatory Monocyte Pool. Cell VOLUME 178, ISSUE 5, P1102-1114.E17, AUGUST 22, 2019

Low cigarette consumption and risk of coronary heart disease and stroke: meta-analysis of 141 cohort studies in 55 study reports. BMJ. 2018 Jan 24;360:j5855.

Meta-analysis of Cigarette Smoking and Musculoskeletal Injuries in Military Training. Med Sci Sports Exerc. 2017 Nov;49(11):2191-2197.

著者プロフィール

満尾 正（みつお ただし）

満尾クリニック院長・医学博士
日本キレーション協会代表
米国先端医療学会理事
日本抗加齢医学会評議会

1957年横浜生まれ。北海道大学医学部卒業後、内科研修を経て杏林大学救急医学教室講師として救急救命医療に従事。ハーバード大学外科代謝栄養研究室研究員、救急振興財団東京研修所主任教授を経た後、日本で初めてのアンチエイジング専門病院「満尾クリニック」を開設。米国アンチエイジング学会（A4M）認定医（日本人初）、米国先端医療学会（ACAM）キレーション治療認定医の資格を併せ持つ、唯一の日本人医師。キレーション治療の経験は延べ5万件を超える。著書に『世界の最新医学が証明した 長生きする食事』（小社）、『40歳から病気にならない人の習慣』（PHP文庫）、『40代からの太らない体のつくり方』（三笠書房）など多数。

満尾クリニック　オフィシャルホームページ
https://www.drmitsuo.com

アチーブメント出版

[twitter] **@achibook**

[facebook] **http://www.facebook.com/achibook**

[Instagram] **achievementpublishing**

食べる投資 ハーバードが教える世界最高の食事術

2019年（令和元年）12月3日　第1刷発行
2020年（令和2年）3月22日　第7刷発行

著者　満尾　正
発行者　塚本晴久
発行所　アチーブメント出版株式会社
〒141-0031 東京都品川区西五反田2-19-2 荒久ビル4F
TEL 03-5719-5503／FAX 03-5719-5513
http://www.achibook.co.jp

装丁・本文デザイン　田中俊輔（PAGES）
撮影　さくらいしょうこ
カバー・1章扉写真　©iStockphoto.com/Nattakorn Maneerat
3章扉写真　©iStockphoto.com/RossHelen
4章扉写真　©iStockphoto.com/bee32
レシピ作成・調理・
栄養計算・スタイリング　磯村優貴恵
校正　株式会社ぷれす
編集協力　鈴木彩乃
印刷・製本　株式会社光邦

ISBN 978-4-86643-062-1